U0309050

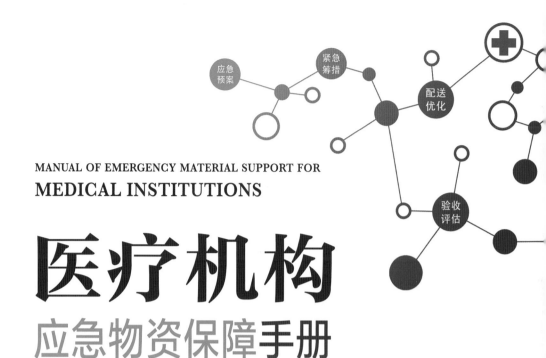

MANUAL OF EMERGENCY MATERIAL SUPPORT FOR
MEDICAL INSTITUTIONS

医疗机构
应急物资保障手册

主审　刘连新

主编　谷　玮

中国科学技术大学出版社

内 容 简 介

本书聚焦医疗机构在突发情况下的物资保障工作,通过制定并实施一系列的措施,有效保障应急物资供应,加强各级医疗机构应急物资管理,保障应急物资的安全供给,提升一线医护人员防护等应急物资的有序供应水平。全书包含应急预案及物资储备、协调机制的构建与响应、紧急筹措机制的启动、应急物资验收与质量评估、应急物资发放与配送优化、应急物资的处置、应急物资保障能力评价与持续改进等内容。

图书在版编目(CIP)数据

医疗机构应急物资保障手册/谷玮主编.—合肥:中国科学技术大学出版社,2020.6
ISBN 978-7-312-04947-7

Ⅰ.医… Ⅱ.谷… Ⅲ.医药卫生组织机构—公共卫生—突发事件—物资保障—手册
Ⅳ.R199.2-62

中国版本图书馆CIP数据核字(2020)第070421号

出版	中国科学技术大学出版社
	安徽省合肥市金寨路96号,230026
	http://press.ustc.edu.cn
	https://zgkxjsdxcbs.tmall.com
印刷	安徽国文彩印有限公司
发行	中国科学技术大学出版社
经销	全国新华书店
开本	787 mm×1092 mm 1/16
印张	11.5
字数	206千
版次	2020年6月第1版
印次	2020年6月第1次印刷
定价	78.00元

编 委 会

序

　　"天下大事,必作于细",说的就是细微周密乃成事之根本。应急物资管理是医疗机构管理的一部分,管理成效取决于对其中很多细节的认识和重视程度。应急物资管理关乎医疗安全和质量。

　　随着社会经济的快速发展,各种突发的应急事件越来越多,情况越来越复杂,对医疗救治保障工作的要求也越来越高。医疗物资保障部门不仅应该具备保障医疗机构日常医疗活动有效运行的能力,还应该具备在各种应急情况下保障物资供应的机制和有效措施,尤其是在传染病疫情等突发公共卫生事件背景下,医疗机构可能面临前所未见的挑战,以2019年抗击新冠肺炎疫情为例,出现了物资供应渠道不畅及全国相关生产企业复工率低、产量有限等诸多问题和窘境。

　　如果说白衣天使是用生命为突发疫情筑起一道牢固城墙的战士,那么"医工人"就是用坚韧和创新为一位位战士锻造铠甲和利刃的工匠。在过往的岁月里,无论是2003年的"非典"还是2019年的新型冠状病毒肺炎疫情来临之时,各医疗机构医学工程处(科)迎难而上、群策群力,积极投身到应急物资保障工作中,努力做好每一种防护物资的保障工作,为医护人员的防护筑起一道道屏障。这些从实践中得来的宝贵经验,需要我们加以重视、总结、归纳、完善和固化,为今后科学、合理、有序地应对疫情提供依据。有鉴于此,作者带领团队成员在总结国家及各级行政部门、医疗器械行业有关规定的基础上,结合中国科学技术大学附属第一医院的实际工作经验,撰写了本书,以便在今后的工作中参考使用。

　　英国哲学家和医生洛克说:"拥有丰富经验的我们的知识无不以经验为基础,一言以蔽之,知识全由经验而来。"本书的编写立足于医用物资应急保障的实际工作,从关键环节和细微之处入手,分为概述、应急物资准备管理、应急物资采购与紧急筹措、应急物资验收与评估、应急物资存储管理、应急物资配送与优化、信息公开与监督、应急物资保障能力评价与改进8章,重点阐述如何建立应急物资多渠道采购途径及在非常态下如何开展验收与评估,如何科学化管理与配置,如何实施动态管理以及质量跟踪等。本书中阐述的如何建立供应商备用库、如何开展捐赠物资技术评估、如何建立不同岗位风险的医用防护分级、如何推行医用防护物资发放"一周一科一计划"、如何根据疫情的不同阶段动态调整医用物资保障重点、如何开展物资使用意见反馈等都是医疗机构在应急情况下做好物资管理工作值得推荐的管理举措,对指导医疗机构完善应急物资管理工作具有一定的实用价值。"抛出砖去,引回玉来",希望本书在帮助医疗机构医学工程处(科)不断完善应急物资管理的同时也能得到同行的进一步完善。

党的十九大报告明确指出:人民健康是民族昌盛和国家富强的重要标志,要完善国民健康政策,为人民群众提供全方位、全周期健康服务。在为实现中华民族伟大复兴的中国梦而努力前行的今天,我们必须坚定信念、真抓实干,不断把蓝图化为现实。习近平总书记说过,要时刻具备强烈的事业心和高度的责任感,想干事、肯干事、能干事、干成事,为工作尽心尽力、尽职尽责、忘我奉献。医疗机构必须不断强化管理,从维护人民健康出发,从促进医疗机构的发展出发,从自身工作的实际出发,居安思危,思则有备,有备无患,在实际工作中不断发现问题、认识问题、总结经验。

"行是知之始,知是行之成",当知行合一的时候,我们的管理能力和管理水平才会得到有效的提升。最后,衷心希望本书能够为医疗机构在应急物资管理方面提供一些有益的帮助和启迪。

2020年3月

前　　言

　　本书集中展现了作者团队应对突发事件尤其是重大传染病疫情所积累的丰富管理实践经验,具有较强的实践操作性。本书共分8章:第一章简要介绍了重大传染病疫情、应急物资、应急物资保障等概念;第二章介绍了应急物资准备的相关概念、应急预案管理、应急物资储备措施;第三章至第六章针对医疗机构应急物资采购和发放具体流程进行了阐述,详细介绍了应急物资采购筹措、验收与评估、仓储、配送等各环节;第七章简要介绍了应急物资保障的信息公开与监督;第八章围绕组织协调能力、物资管理能力、信息管理能力三个方面对应急物资保障能力进行了评价并提出了改进要求。本书旨在简明扼要地归纳与总结医疗机构应急物资保障方面的相关知识与实践经验,为各级医疗机构应急物资保障部门提供一些指导和建议,推动全国医疗机构应急物资保障体系建设,为人民群众生命安全和健康保驾护航。

　　本书得到了中国医师协会临床工程师分会医用材料技术管理学组专家,安徽省医工同仁,中国科学技术大学附属第一医院临床、医护、院感专家的悉心指导。

　　鉴于目前国内外医疗机构应急物资保障工作理论与实践尚处于不断探索过程中,医疗机构应急预案的制定以及应急物资保障管理的内容所涉专业广泛,加之编者自身专业水平及能力有限,书中不足之处在所难免,恳请广大读者予以批评指正。在此,向所有参与本书编写及提供指导意见的人员表示衷心感谢!

编委会

2020 年 3 月

目　　录

序 ……………………………………………………………………………（ i ）

前言 …………………………………………………………………………（iii）

第一章　概述 ………………………………………………………………（001）

　　第一节　重大传染病疫情概述 …………………………………………（003）

　　第二节　应急物资概述 …………………………………………………（006）

　　第三节　应急物资保障概述 ……………………………………………（010）

第二章　应急物资准备管理 ………………………………………………（015）

　　第一节　应急物资准备概述 ……………………………………………（017）

　　第二节　应急预案管理 …………………………………………………（018）

　　第三节　应急物资储备 …………………………………………………（026）

第三章　应急物资采购与紧急筹措 ………………………………………（031）

　　第一节　供求分析 ………………………………………………………（033）

　　第二节　紧急采购 ………………………………………………………（037）

　　第三节　政府调拨 ………………………………………………………（039）

　　第四节　社会捐赠 ………………………………………………………（043）

第四章　应急物资验收与评估 ……………………………………………（051）

　　第一节　应急物资验收 …………………………………………………（053）

　　第二节　应急物资价值评估 ……………………………………………（056）

　　第三节　应急物资适用评估 ……………………………………………（059）

第五章　应急物资存储管理 ………………………………………………（065）

　　第一节　应急物资库房规划 ……………………………………………（067）

　　第二节　应急物资入库 …………………………………………………（070）

　　第三节　应急物资盘点 …………………………………………………（075）

第六章 应急物资配送与优化 ··· (083)

第一节 应急物资发放计划 ··· (085)

第二节 应急物资配送模式设计 ·· (089)

第三节 应急物资复检与召回 ··· (094)

第四节 应急物资配送服务优化 ·· (097)

第七章 信息公开与监督 ··· (103)

第一节 信息公开 ·· (105)

第二节 信息监督 ·· (108)

第八章 应急物资保障能力评价及改进 ································· (111)

第一节 组织协调能力评价及改进 ····································· (113)

第二节 物资管理能力评价及改进 ····································· (114)

第三节 信息管理能力评价及改进 ····································· (117)

附录 ·· (119)

附录一 关于加强卫生应急工作规范化建设的指导意见 ········ (121)

附录二 突发事件卫生应急预案管理办法 ··························· (129)

附录三 医疗机构医用耗材管理办法（试行） ····················· (135)

附录四 新型冠状病毒感染的肺炎防控中常见医用防护用品使
用范围指引（试行） ··· (143)

附录五 国家卫生健康委办公厅关于加强疫情期间医用防护用品
管理工作的通知 ·· (145)

附录六 国家卫生健康委办公厅关于进一步加强疫情防控期间医务人员
防护工作的通知 ·· (149)

附录七 新型冠状病毒感染的肺炎诊疗方案(试行第七版) ······· (152)

参考文献 ·· (168)

第一章 概　述

　　突发事件对公众生命健康、社会经济发展和国家安全构成了极大威胁,给应急管理体系带来严峻的挑战。应急物资是应对突发事件的重要物质基础,应急物资保障水平是医疗机构应急能力的重要体现。

第一节 重大传染病疫情概述

一、 突发事件

(一)基本概念

突发事件是指突然发生、造成或者可能造成严重社会危害,需要采取应急处置措施予以应对的自然灾害、事故灾难、公共卫生事件和社会安全事件。突发事件包含了"突然发生""重大影响""严重危害"和"需要采取应急措施"四个要素,具有突发性、公共性、不确定性、多样性、危害性等特点。

(二)分类与分级

1. 分类

根据发生过程、性质和机理,突发事件可分为四类,如表1.1所示。

表1.1 突发事件分类表

分类	简要描述	内 容
自然灾害	自然原因导致的突发事件	水旱灾害、气象灾害、地震灾害、地质灾害、海洋灾害、生物灾害和森林草原火灾等
事故灾难	人类活动或者人类发展所造成的计划之外的事故	工矿商贸等企业的各类安全事故、交通运输事故、公共设施和设备事故、环境污染和生态破坏事件等
公共卫生事件	病毒、病菌引起的大面积的疾病流行等事件	传染病疫情、群体性不明原因疾病、食品安全和职业危害、动物疫情以及其他严重影响公众健康和生命安全的事件
社会安全事件	由人们的主观愿望产生的危及社会安全的突发事件	恐怖袭击事件、经济安全事件和涉外突发事件等

2. 分级

根据《国家突发公共事件总体应急预案》《突发事件应对法》的规定,各类突发事件按照其性质、严重程度、可控范围和影响范围等因素可分为四级:Ⅰ级(特别重大)、Ⅱ级(重大)、Ⅲ级(较大)和Ⅳ级(一般),预警标志按Ⅰ、Ⅱ、Ⅲ、Ⅳ级分为"红、橙、黄、蓝"四级,事件级别决定了应采取何种预防和处置措施。

二、 重大传染病疫情

重大传染病疫情是指某种传染病在短时间内发生,波及范围广,出现大量的病人或死亡病例,其发病率远远超过常年的发病水平。在所有突发公共卫生事件中,重大传染病疫情是最主要的一类。重大传染病包括各类传染病,如《中华人民共和国传染病防治法》规定管理的甲类、乙类、丙类传染病,暴发或多例死亡、罕见的或已消灭的传染病,临床及病原学特点与原有疾病特征明显异常的疾病,新发传染病等。如1988年暴发的上海甲型肝炎、2003年的重症急性呼吸综合征(SARS)疫情、2004年的青海鼠疫疫情以及2019年年底的新型冠状病毒肺炎疫情等均属于重大传染病疫情。

(一) 主要特点

1. 突发性强

重大传染病疫情具有较强的突发性、流行性,疫病传染性强、传播途径多、死亡率较高。

2. 病因不易明确

疫情初期往往病因、诊断不确定,如"非典"(即SARS)、人感染猪链球菌病疫情初期被称为"不明原因疾病",广泛传播后才逐步明确病因。

3. 波及范围广

疫情既可发生在经济文化比较发达的人口密集城市,也可发生在条件比较差的农村地区,伴随现代的生产、贸易及快速畅达的交通,导致疫情流行频率增加,并超出疫源地波及到较广范围。

4. 社会影响大

疫情对社会经济和人民的生产生活造成巨大影响,政府和公众对此广泛关注,疫情流行期间和流行后常伴有一定程度的社会恐慌。

(二) 近年来重大传染病疫情

近年来,全球传染病流行态势十分严峻,引发了多起重大传染病疫情,严重威胁人类健康和工农业生产安全,影响国家经济发展。以下是近年来发生的部分重大传染病:

1. 重症急性呼吸综合征(SARS)

2003年暴发的SARS,是大家印象中较为深刻的一次突发传染病疫情,SARS暴发期间全球确诊病例累计超过8 000例,死亡率约为9%。

2. 新型H1N1流感

2009年4月暴发的新型H1N1流感迅速从美国传播到全世界,全球范围内因H1N1流感而失去生命的人数为15万~58万人。

3. 埃博拉疫情

2014年和2018年,埃博拉疫情先后两次暴发,其死亡率为50%~90%,是人类目前最高生物安全等级的病毒。

4. 新型冠状病毒肺炎

2019年以来新型冠状病毒引发的肺炎疫情在全球范围内蔓延,在世界200多个国家蔓延开来,成为全球大流行疫情,冲击着世界各国人民的正常生产生活和全球经济社会的发展。

第二节 应急物资概述

一、 应急物资

应急物资的概念有广义和狭义之分。广义上的应急物资包括防灾、救灾、恢复等阶段所需要的各种物资;狭义的应急物资是指灾害救助所需要的各种物资,包括应对严重自然灾害、事故灾难、突发性公共卫生事件、公共安全事件等突发事件应急处置过程中所必需的保障性物质资源。

(一)基本特征

1. 需求不确定性

一是需求时间的不确定性,何时需要何种物资无法作出准确的预测;二是需求种类和数量的不确定性,突发事件的类型差别巨大,决定了应急物资需求的品种和数量存在巨大差异。

2. 弱经济性

应急物资的重要作用是"应急",要求在规定的时间内满足对物资的基本需求,所以对应急物资的筹措、调度和分发均以"时间"为核心,以社会效益最大化为目标,而不是以经济效益最大化为目标。

3. 非常规性

应急物资的非常规性一方面指应急物资的筹措、调度和分发等都是在非常规状态下进行的;另一方面应急物资的用途非常特殊,是在特定环境下启用的特殊物资。

4. 滞后性

应急物资是在突发事件发生后,根据突发事件的强度、波及范围而使用,时间上滞后于突发事件。

（二）主要分类

应急物资种类较多,不同的应急物资对应急救灾所起的作用有所区别。因此,有必要对应急物资进行科学的分类,以更好地发挥其价值和作用。按照使用情况、用途、适用范围、需求原因划分,应急物资的分类如下:

1. 按使用情况划分

应急物资按使用情况的分类详见表1.2。

表1.2　按使用情况划分的应急物资分类表

分类	简要描述	内　容
一般	有利于减轻事件或灾害损失的物资	环保处理、工程建材、工程设备类物资等
严重	对减轻事件或灾害所造成的损失、缩小损失范围并对应急救援工作发挥重要作用的物资	救援运载、防护类物资等
紧急	对应急救援工作的开展、挽救人民生命财产损失、稳定局势起关键性作用的物资	生命救助、生命支持、临时食宿类物资等

2. 按用途划分

应急物资按用途的分类详见表1.3。

表1.3　按用途划分的应急物资分类表

分　类	内　容
防护用品类	卫生防疫设备、化学放射污染设备、消防设备、海难设备、爆炸设备、防护通用设备等
生命救助类	处理外伤设备、高空坠落设备、水灾设备、掩埋设备、生命救助通用设备等
生命支持类	呼吸中毒设备、食物中毒设备、生命支持通用设备,如:输液设备、输氧设备、急救药品、防疫药品等
救援运载类	防疫设备、水灾设备、空投设备、救援运载通用设备等
临时食宿类	饮食设备、饮用水设备、食品设备、住宿设备、卫生设备等

分　类	内　容
污染清理类	防疫设备、垃圾清理设备、污染清理通用设备,如:杀菌灯、消毒杀菌药水、凝油剂、吸油毯、隔油浮漂等
动力燃料类	发电设备、配电设备、气源设备、燃料用品、动力燃料通用品,如:干电池、蓄电池等
工程设备类	岩土设备、水工设备、通风设备、起重设备、机械设备、牵引设备、消防设备等
器材工具类	起重设备、破碎紧固工具、消防设备、声光报警设备、观察设备、器材通用工具等
照明设备类	工作照明设备、场地照明设备等
通信广播类	无线通信设备、广播设备等
交通运输类	桥梁设备、水上设备、空中设备等
工程材料类	防水防雨抢修材料、临时建筑构筑物材料、防洪材料等

3. 按适用范围划分

应急物资按适用范围的分类详见表1.4。

表1.4　按适用范围划分的应急物资分类表

分类	简要描述	内　容
通用	适合一般情况下救灾工作的普遍需要,也是比较重要的物资	如食品、饮用水、药品等各种应急救援的必需品
专用	适合于不同的事件或灾害,具有特殊性,应当视情况而定	如发生疫情后需要专门的疫苗、药品,发生洪灾后需要救生艇、救生衣等

4. 按需求原因划分

应急物资按需求原因的分类详见表1.5。

表1.5 按需求原因划分的应急物资分类表

分 类	内 容
自然灾害类	水旱灾害、气象灾害、地震灾害、地质灾害、生物灾害和森林火灾突发事件所需的应急物资
事故灾害类	工矿商贸等企业的各类安全生产事故、交通事故、危险化学品事故、公共设施和设备事故、核与辐射事故、环境污染和生态破坏事件等突发事件所需的应急物资
公共卫生事件类	传染病疫情、群体性不明原因疾病、食品安全和职业危害、动物疫情以及其他严重影响公众健康和生命安全的事件等突发事件所需的应急物资
社会安全事件类	恐怖袭击事件、民族宗教事件、涉外突发事件和群体性事件等突发事件所需的应急物资
经济安全事件类	金融安全、物价异常波动、因突发事件造成的能源(煤、电、油)及生活必需品供应严重短缺事件等突发事件所需的应急物资

二、 医疗机构应急物资

医疗机构应急物资是指医疗机构应对各种突发事件时,在处置过程中所需要的物资,包括应急期间需要的用于处置突发事件的专业应急物资、在突发事件发生后用于救济的基本生活物资及与医务人员、病人生活息息相关的重要物资,包括药品、医疗卫生救援设备、防护设备、后勤保障设备及应急设施等。

医疗机构应急物资按实际应用情况的分类详见表1.6。

表1.6　医疗机构应急物资分类

分　类	简要描述
应急药品	抗病毒药品、抗菌药品、中医治疗药品、糖皮质激素、疫苗等
应急设备和耗材	重症监护治疗类、医学影像类、临床检验类、清洗消毒类、康复医学类、生命支持类等设备；一次性口罩、帽子、靴套、隔离防护衣、手套等防护用品
应急后勤物资	个人生活用品、通信装备、办公装备、照明设备等通用性后勤保障物资

第三节　应急物资保障概述

一、　应急物资保障

应急物资保障是应急工作的重要基础。应急物资调配是突发事件处置过程中必不可少的环节。应急物资保障是指在面对突发事件发生时，通过快速识别和动态确定危机级别，以应急物资的调配为主体，进行有效计划、组织、领导、控制，以追求时间效益最大化和损失最小化的一种特殊的物资保障活动。

二、　医疗机构应急物资保障

医疗机构应急物资保障是以保障医疗机构应急物资及时到位、统一调配、有效使用为目的的保障活动，主要针对重大传染病疫情等可能危及公众安全或健康的突发事件。

（一）基本原则

1. 强化组织保障，突出指挥引领作用

制定应急预案，成立指挥工作领导小组，明确牵头部门、配合部门及各部门的职责分工，保障各项应急保障工作的推进落实，形成科学、高效的处置突发事件的应急物资保障机制。

2. 建立健全保障机制，确保运行科学有效

及时汇总物资筹措、储备、供应等保障情况，接收各方物资需求情况，动态调整筹措及发放计划，建立健全物资储备、保管、发放工作制度和台账，细化物资发放、使用及回收处置等流程，确保各类物资保障到位、有序运转。

3. 全方位落实保障措施，多渠道保障物资供应

遵循"统一规划、分级储备、确保急需、突出重点、品种齐全、动态储备"的原则，发挥主观能动性，全力筹措各类应急物资，应当合理储备资源并充分利用有限的资源，最大限度保障供应并可根据事件所处阶段随时进行适当调整或扩展，确保应急储备物资常备不懈、定时更新、分类储备、科学管理。

（二）管理要点

1. 畅通渠道、保证供应

医疗机构应全力保障突发事件应急处置工作中对应急物资的需求，在常规渠道不能保证供应的前提下，医疗机构相关部门须开辟多种渠道筹措各类物资，尽最大努力保障物资供应，紧缺物资原则上优先保障重点区域。

2. 科学管理、保障安全

应急物资及时、准确供应与医护人员安全密切相关，需要按防护等级第一时间精准分配、发放到位。物资要依据岗位风险级别发放，保证物尽其用、精准高效。由于医疗机构是集中收治患者的场所，疾病感染风险也较其他场合更高，而且突发事件发生时的物资需求量大、来源渠道多样（如来自国外），所以物资的功能性、安全性和使用范围在遵循国家和行业标准的同时还需由权威部门把关和核定，以保障疫情防控人员和重点部门的安全。

3. 公开透明、流程规范

医疗机构应加强对临时紧急采购和捐赠物资的台账管理,完善相关流程和制度,在保证临床物资供应的前提下促使物资管理更加规范。医疗机构应及时通报物资库存情况、发放数量和分配去向,确保物资分配及发放信息公开、透明。另外,医疗机构还需加强非常规渠道来源物资的管理。一方面,应急情况下外来物资的验收手续和材料难以保证全面且符合医疗机构物资管理规范;另一方面,外来物资的账目是经济责任审计的重点内容,因此医疗机构在应急物资准备及管理中要加强对政府调拨、社会捐赠等非常规采购渠道获取物资的管理。

(三) 主要内容

应急物资保障应当建立一套全面、综合、协调的体系,主要包含以下具体内容:

1. 应急物资准备

结合重大传染病疫情特点,做好应急物资保障工作的评估和优化配置方案,制定完善的应急预案,明确部门和岗位职责、规范工作流程,做好应急物资储备相关工作。

2. 应急物资筹措

应急物资的筹措是影响突发重大传染病疫情防控工作顺利开展的重要因素之一,决定了整体防控工作的进程和成效,应根据疫情应急工作特点,开展应急物资的需求分析,并制订计划,高效、规范、及时地筹集到足量、安全的物资以满足防控需要。

3. 应急物资验收与评估

应急物资验收入库具有紧急性、多源性及临时性等特点,其要求比常规物资更加严格,在高效完成常规验收流程的同时需要重视对其价值及适用性的评估,保证应急物资的质量安全和使用规范。

4. 应急物资存储

为充分利用重大传染病疫情应急物资资源,保障应急物资的及时调配与供给,医疗机构应利用信息化手段优化院内各级库库存,进行应急物资存储管理,提升库房作业效率,保障医疗机构应急物资供给和存储安全。

5. 应急物资配送

应急物资的配送是应急物资保障工作中的重要一环,应通过实施确定合理的发放原则、设计最佳配送路径等措施,实现合理分配、精准发放,提高院内物资配送管理水平。

第二章　应急物资准备管理

　　重大传染病疫情等突发事件具有突发、不确定、难以预测等特点，制定完善的应急预案，明确部门和岗位职责，规范工作流程，做好应急物资储备相关工作，在突发事件发生后能及时、有效地保障应急物资供应，对于提高医疗机构突发事件应急能力具有重要的意义。

第一节　应急物资准备概述

一、　概念与特点

应急准备是应急管理过程中极为关键的过程,是针对可能发生的突发事件,为迅速、有效地进行应急行动所做的各种准备工作,以有效、从容应对重大传染病疫情等事件发生,最大限度地减少事件造成的影响与损失。应急物资准备管理是应急准备阶段的一个重要组成部分,即通过完善应急物资管理体系、制定应急物资预案、储备应急物资等措施,全方位做好物资的应急保障工作,以便在事件发生后有能力保证和维持物资的供应。

1. 前瞻性

完整的准备管理具有较强的预见性,需要尽可能预见突发事件的大概过程及需要的物资,从而为突发事件的应对提供依据。

2. 时效性

突发事件发生后,需要在有限的时间内迅速响应,提供充足的应急物资,以满足应急处置的需要,物资提供是否及时将直接影响应对工作能否顺利开展。

3. 多样性

应急物资准备管理的多样性是由突发事件的多样性特征决定的,要考虑到不同类别、不同级别的应急需要。

4. 可操作性

应急物资准备管理包括突发事件发生前的预判和事件发生后的应对指南,因此应急物资的准备工作必须切实可行,它是基于需求预测和经验分析的管理工作。

5. 动态性

应急物资准备管理的动态性包括两个方面:一方面,应急物资准备的方式、途径要随着社会发展趋势与时俱进;另一方面,应急物资准备管理要随着事件发生不同阶段和不同状态而动态调整。

二、 基本原则

1. 预防为主

突发事件一旦发生,必将带来严重损失,应急物资准备管理强调"预防为主"的原则,着重于将应急管理的关口前移,通过加大预防阶段的资源投入减少事件发生导致的损失。

2. 需求评估

在开展应急物资准备工作前要对突发事件的发生概率及其所需物资的配置情况进行预测和评估,以合理制定物资保障应急预案和设定储备数量;另外,还要关注物资保障的薄弱环节,评估可能存在的风险并采取相应措施。

3. 动态调整

应急物资的准备应随着整体预案及事件风险程度的变化而采取不同的应对策略,物资储备的数量和结构也应随策略的调整而有所区别。

第二节 应急预案管理

一、 概念与现状

(一) 概念

应急预案是指为快速、有序地处理各类可能发生的突发事件,最大限度降低可能造成的人身、财产损失,而预先制定的包括组织管理、协调配合、救援保障的指导性行动方案。应急预案管理是对预案进行编制、执行、评估、修订和完善的过程,是整体应急管理工作的基础和保障。

(二) 我国的应急预案体系

1. 国家总体应急预案

《国家突发公共事件总体应急预案》规定了应急保障的总原则。

2. 国家专项应急预案

国家专项应急预案是国务院及有关部门为应对某一类型或某几种类型突发公共事件而制定的应急预案,如《国家突发公共事件医疗卫生救援应急预案》。

3. 国务院部门应急预案

国务院部门应急预案是国务院有关部门根据总体应急预案、专项应急预案和部门职责针对突发公共事件而制定的预案,如原卫生部制定的《人感染高致病性禽流感应急预案》。

4. 地方应急预案

地方应急预案具体包括省级人民政府的突发公共事件总体应急预案、专项应急预案和部门应急预案,各市(地)、县(市)及其基层政权组织的突发公共事件预案。

二、 物资保障应急预案

物资保障应急预案是医疗机构突发事件应急预案的重要组成部分,是在突发事件发生时,医疗机构保障应急物资供应及时性、调配高效性与管理科学性的规范性指导文件。以某三级综合性医疗机构的重大传染病物资保障应急预案为例,其主要内容如下:

(一) 工作原则

应遵循"预防为主、常备不懈"的方针,坚持"统一领导、分级负责、及时反应、以人为本、安全第一"的原则,进行物资调度,满足各方需求,建立反应灵敏、协调有序、运转高效的应急物资保障反应机制。

(二) 组织架构与职责

1. 组织架构

医疗机构应成立重大传染病疫情防控工作领导小组,下设综合协调及疫情防控组、诊疗救治组、社会捐赠组、物资保障组、支援医疗组、宣传教育组、督察督办组、专家咨询组、教学防控组、后勤保障组等专项工作组。物资保障组下设指挥调度组、物资筹措组、仓储管理组、设备维修组、适用评估组、审计监督组和信息公开与宣传组。具体如图2.1所示。

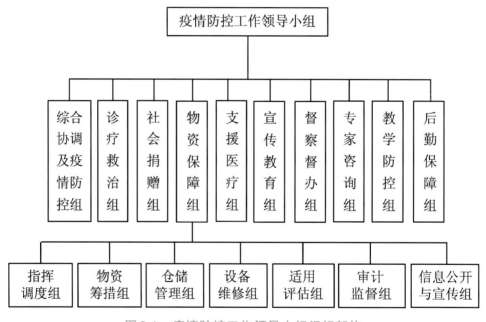

图2.1 疫情防控工作领导小组组织架构

2. 工作职责

根据图2.1的组织架构,疫情防控工作组及下设的物资保障组工作职责如表2.1和表2.2所示。

表2.1　疫情防控工作组工作职责

组　别	职　责
综合协调及疫情防控组	负责传达中央、省疫情防控领导小组及省卫健委疫情防控领导小组、应急指挥部各项决策部署;出台医院各项防控措施;做好各专项工作组之间的综合协调,调度汇总各组工作进展情况;做好信息数据的确定和上报等工作;做好普通门诊及普通病区的疫情防控;做好疫情监测、排查预警等工作,统筹协调发现疑似病例后的隔离措施,切实做到早发现、早隔离、早治疗;做好全院及重点部门的院感督查、消毒和医务人员的防护工作
诊疗救治组	按照"集中患者、集中专家、集中资源、集中救治"的原则,负责疑似病例的会诊、筛查、诊断及救治工作,将重症病例集中进行救治,及时收治所有确诊病人;组织调度并合理使用医疗救治队伍力量,全力做好医院的诊治工作;完善诊疗方案,采取中西医结合等方法综合施治;组织专家指导基层医院的疫情防控和危重病人的救治工作等
社会捐赠组	负责对社会捐赠物资及资金的审核,规范捐赠资助和受赠受助行为,保护捐赠资助人和受赠受助人的合法权益,加强医院接受社会捐赠资助财产管理,提出对捐赠资助物资的分配处置方案,呈报院领导审批
物资保障组	根据疫情防控需要,积极向相关部门争取急需的防控物资;负责合理调度院区与科室之间所需物资;做好物资应急采购、调配工作等;安排疫情防控所需经费等
支援医疗组	按上级要求,负责遴选人员参加该省支援医疗队;做好医疗队员的培训、动员、心理辅导及在外援助期间的沟通联络工作;做好与上级部门、省支援医疗队及被援助医院的对接沟通
宣传教育组	负责每日编发大事记、简报,及时抄报医院疫情防控领导小组及省卫健委应急指挥部;及时、准确上报疫情信息;加强舆论引导,加强对有关政策措施的宣传解读工作,增强群众自我防病意识等

组　别	职　责
督察督办组	督查督办中央、省疫情防控领导小组及省卫健委疫情防控领导小组各项决策部署落实情况;对各科室、各部门疫情防控工作进行督察督办,坚决确保做到联防联控、群防群控、稳防稳控;对在防控工作中不尽心尽责、不按规履职,造成重大责任事故的人员,依法依规依纪追究相应责任
专家咨询组	制定疫情应急防控技术科研方案
教学防控组	做好相关学生(学员)的疫情防控工作,重点监测相关学生(学员)的健康状况,及时报告;加强对学生(学员)学习、生活的指导
后勤保障组	为做好疫情防控工作提供会务、文电、后勤等服务保障条件;负责支援医疗队队员的医疗、生活用品保障等;负责依法维护医院诊疗秩序和医院稳定,依法落实强制隔离和封锁措施,维护群众利益等

表2.2　物资保障组工作职责

组　别	职　责
指挥调度组	负责综合协调各小组间的工作流程,整体把握应急物资供应的调度安排与发放情况,同上级或前线指挥组保持密切联系,掌握物资供应情况
物资筹措组	负责应急物资的采购、筹集,保障物资供应
仓储管理组	负责应急物资的接收、验收、入库、盘存以及分配发放工作,确保物资验收的规范性和发放的科学性
设备维修组	负责应急设备维修工作,保证设备良好运行及使用安全
适用评估组	负责对医用防护物资的质量、功能、使用范围和使用方法进行鉴定评估和技术指导,确保其安全有效使用
审计监督组	负责参与防控物资的监督工作,协助完善相关流程,在保证物资供应的前提下使管理更加规范、高效
信息公开与宣传组	负责物资的信息公开、宣传报道工作

（三）预案的启动与响应

1. 启动应急机制

接到上级部门重大传染病疫情预警后,医疗机构应根据依法依规、措施果断、科学管理、加强合作的指导原则,第一时间判断是否启动应急预案。应急物资保障工作组在预案启动后应实行24小时监控值班制,并保证全部成员通信畅通。

2. 主要应急措施

（1）紧急调配。为应对重大传染病疫情,医疗机构应建立应急设备的调配机制,畅通院内外物资调配渠道;通过调拨医院应急储备设备、协调各科室可调配设备和启用院外设备储备库等途径,确保临床救治工作及时、顺利进行。

（2）及时筹措。基于物资供求关系的分析,医疗机构应根据疫情发展不同阶段的特征,及时对储备、供应不足的各类物资进行紧急筹措。积极开辟采购渠道,采取多种采购方式,精简审批环节,加快供应速度。同时,在确实需要的情况下,畅通接受援助通道,保障持续供应。应急情况下的物资供应流程如图2.2所示。

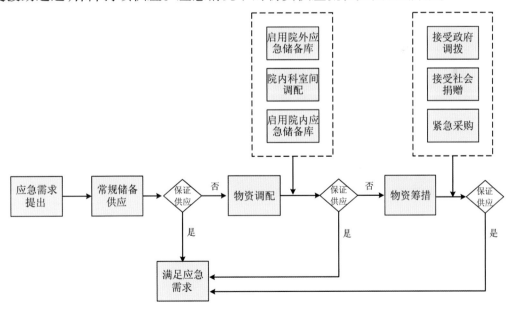

图2.2　应急情况下的物资供应流程

（3）规范入库。医疗机构须针对不同来源的疫情防控物资实行分类管理,分别建立物资入出库台账,并确定专人做好物资交接、适用评估、申领审批以及物资发放登记等工作。

（4）合理发放。坚持发放审批、专账管理、流程规范等要求,充分运用信息化手段,依据保障防治、急需优先的原则,优先保障一线工作者对应急物资的需求。

（四）预案的终止

当突发重大传染病隐患或相关危险因素消除,或末例传染病病例经过最长潜伏期后无新病例出现时,方可终止预案;疫情结束后,应及时对应急预案的实施情况进行评估,总结行动的成效、经验和教训,并持续完善和修订预案内容。

三、 物资保障应急演练

应急演练是指按照预案要求采取各种应对行动的操作与演习。物资保障应急演练,是医疗机构提高应急队伍应急能力的有效形式,是评价、修订和完善应急预案的重要手段。物资保障应急演练按演练的功能划分可分为以下3种:

（一）桌面演练

桌面演练是针对事件发生的情景,利用流程图、计算机模拟等手段,依据应急预案内容而进行的交互式讨论或模拟应急状态下的应急行动演练活动。

桌面演练的特点是对演练情景进行口头演练,一般是在会议室内举行。其主要目的是锻炼参演人员解决问题的能力,以及解决应急组织相互协作和职责划分的问题。

（二）功能演练

功能演练是针对某项应急响应功能或行动举行的实际演练活动,如急救类设备的调配演习,其目的是检测、评价在紧急状态下应急队伍对急救生命类设备的调配能力。演练地点主要集中在物资储备部门和医疗机构各科室。功能演练比桌面演练规模更大,需动员更多的部门和人员。演练时应详细记录演练流程,演练完成后应及时提交有关演练活动的书面汇报,提出改进建议。表2.3为应急物资保障演练记录单。

表2.3 应急物资保障演练记录单

预案名称			演练地点	
组织部门		总指挥	演练时间	
参加部门	实战演练,急救类设备的调配			
演练类别	实战演练,急救类设备的调配			
物资准备情况	储备的应急物资及医院急救类设备分布表			
演练过程描述				
预案适宜性充分性评审	适宜性:□全部能够执行 □执行过程不够顺利 □明显不适宜 充分性:□完全满足应急要求 □基本满足,需要完善 □不充分,必须修改			
演练效果评审	物资到位情况	□物资及时到位 □物资准备不充分 □物资严重缺乏		
演练效果评审	协调组织情况	整体组织:□准确、高效 □协调基本顺利,能满足要求 □效率低,有待改进		
演练效果评审	人员到位情况	□迅速准确,职责明确,操作熟练 □基本按时到位,职责明确,操作不够熟练 □个别人员不到位,职责不明,操作不熟练		
演练效果评审	实战效果评价	□达到预期目标 □基本达到目的,部分环节有待改进 □没有达到目标,须重新演练		
存在问题和改进措施	存在问题: 改进措施:			

（三）全面演练

全面演练是指模拟医疗机构应对突发重大传染病疫情，需各部门协调配合的演练行动。全面演练通常由医疗机构上级组织实施，演练持续时间长，调用人员和资源多，组织难度大。

第三节　应急物资储备

应急物资储备是指医疗机构针对突发事件，出于医疗救援和控制传染病等工作需要，为保障应急处置物资的及时供给所采取的一种主动物资储存行动。应急物资储备的合理性与科学性直接影响着医疗机构物资供应的效率、效益以及应急防控效果。

一、筹备建库

（一）院内设库

医疗机构应遵循布局合理、功能齐全、反应迅速、运转高效、保障有力的原则，在医疗机构内部建立应急物资储备库。物资储存部门和临床科室都应因地制宜，采取新建、共用和租借等方式协调储存场所，充分利用已有库房和设备，避免重复建设。

（二）院外备货

医疗机构应及时梳理、更新长期供应商目录，在院外建立应急可调配供应商物资库，要求院外库在发生突发事件后可立即响应，并可在12小时内将基本生命支持类设备、常用医用耗材等物资调配到位。

二、完善目录

医疗机构须建立应急物资储备目录,明确合理的应急物资储备品种与规模,以提高突发事件发生时的应急医疗救治与防护能力。通常重大传染病所需应急物资包括药品、防护用品、医疗设备、试剂、消杀用品等。主要应急物资的品种如下:

1. 药品

包括抗病毒药品、抗菌药品、中医治疗药品、糖皮质激素、疫苗等。

2. 防护用品

包括医用防护口罩、医用外科口罩、医用防护服、负压防护头罩、医用靴套、医用全面型呼吸防护机(器)、医用隔离眼罩、医用隔离面罩、一次性乳胶手套、手术服(衣)、隔离衣、一次性工作帽、一次性医用帽(病人用)等。

3. 医疗设备

包括重症监护治疗类、医学影像类、临床检验类等设备。

(1)重症监护治疗类:无创呼吸机、有创呼吸机、经鼻高流量氧疗仪、体外膜肺氧合机(ECMO)、除颤仪、心电监护仪、输液泵、注射泵、床旁血滤机(CRRT)、电子或纤维支气管镜、气管插管喉镜等。

(2)医学影像类:超声诊断仪(含床边型)、CT机、DR仪(含移动型)等。

(3)临床检验类:生物安全柜、血常规分析仪、全自动生化分析仪、核酸提取仪、荧光定量PCR仪、化学发光免疫分析仪、微生物鉴定与药敏仪、血培养仪、质谱仪、基因测序仪等。

(4)清洗消毒类:氧化氢低温等离子灭菌器、压力蒸汽高压灭菌器、全自动清洗消毒机、全自动内镜消毒机、呼吸机内部管路消毒仪、空气和物体表面消毒机等。

(5)康复医学类:超短波高频治疗仪、低频治疗仪、深静脉血栓治疗仪、背心式排痰仪等。

(6)重症患者转运:急救车辆配套的生命支持类设备等。

应急物资储备需要投入大量的资金和空间,过量的物资储备会造成资源浪费,而物资储备不足又难以满足紧急情况下的物资需求,因此确定合适的应急物资储备规模对于医疗机构尤为重要。一般情况下,应急物资储备规模的确定应结合医疗机构实际情况,综合考虑预计需求量、产品价格、存储能力、补货时间、有效期等因素。

三、 合理调用

(一)调用的原则

应急储备物资的调用应遵照按需调用、账目明晰、动态平衡等原则。

1. 按需调用

储备物资建立在应急处置的基础上,如若调用,调用的类型、规模、流向都应根据突发事件的类型、阶段、物资需求等做出合理安排,以实现物尽其用的效果。

2. 账目明晰

储备物资的调用须使用储备物资调用表,对每一笔调用物资单独入账,明确物资使用去向和数量。在突发事件结束后须及时梳理,以保证账目相符。

3. 动态平衡

储备物资在一定时期内具有稳定性,但医疗机构须根据现实情境、季节变化、医疗机构规模等做出相应调整,以保证物资储备的合理性。

(二)调用的类型

应急储备物资调用的类型包括紧急调用和非紧急调用。

1. 紧急调用

紧急调用是指与突发事件直接相关的应急物资调用,具有非常规性、时间紧迫性等特点。紧急调用须在应急物资保障预案响应后,根据指挥调度意见和相关流程实施。

2. 非紧急调用

非紧急调用指与突发事件无直接联系的应急保障资源调用,属于正常应急资源的维持、更新、补充。储备物资管理部门须及时检查物资的有效期和储存状况,对于过期物资或存在使用风险的物资应及时处理并予以及时补充。同时,应根据医疗水平的变化,及时更新替换老旧物资。

四、 储备管理

医疗机构应根据突发事件防控的级别适时调整各类应急物资的储备结构,以满足不同阶段防控工作的需要,须做好如下工作:

(1)定期检查应急储备物资的品种、规模及数量,筛选、调整不在目录范围内的应急物资,并及时补充、完善储备目录。

(2)加强对应急储备物资的监管,对缺少或已过效期的物资及时提出督促整改意见,以确保物资正常使用。在检查时须详细记录过程,以留存备查。

(3)定期调整和更新应急物资储备供应商目录和供应商所供应物资的品名、规格等,以保证应急物资供应结构的稳定和供应渠道的畅通。

(4)建立各部门间协作调配机制,根据防护级别合理调整和配置不同区域应急物资储备结构,物资调配须兼顾经济和效率原则。

第三章　应急物资采购与紧急筹措

　　应急物资的稳定供应是影响突发重大传染病疫情防控工作顺利开展的重要因素之一,决定了整体防控工作的进展和成效。作为应急物资供应的首要环节,在常规采购渠道不能保证需求的前提下,如何高效、规范、及时地筹措到防护物资以满足疫情防控需要,是医疗机构亟待解决的问题。在疫情发生时,医疗机构应及时启动物资保障应急预案,成立相应管理小组。本章重点介绍了突发重大传染病背景下物资筹备组如何分析应急物资的供求情况,如何启动紧急采购、政府调拨、社会捐赠。

第一节　供求分析

应急物资供求分析是指在发生突发重大事件时,根据市场供应规模及潜在需求量的变化,通过科学分析和综合预测制定的一系列库存储备及采购策略。应急物资在供求上具有不可预见性、紧急性等特点,需要做到采购响应及时、供应预算准确、库存储备科学。

应急物资储备应实行"平战结合"模式,"平"为日常应急物资管理,"战"为发生突发疫情时的应急物资管理。"战"是应急物资管理模式的核心,将为突发疫情时的物资供应提供解决方案,医疗机构应根据疫情变化及扩散的态势和市场供求动态判断自身对防护物资的需求。

一、 需求分析

明确应急物资保障需求是应急物资储备保障体系建设的重要基础。从新冠肺炎疫情的应对情况来看,我国的应急物资保障能力虽然大幅提升,但仍不能满足突发性、大规模、高强度的即时应急物资需求。这就需要医疗机构从战略安全风险、突发事件风险、应急管理工作特点和规律等诸多方面,确定应急物资储备的需求。

(一)明确应急物资需求品目和数量

在疫情暴发初期,由于对传染病认识不足,医疗机构对各类物资的需求数量和需求种类不够明确,物资筹措组主要通过专家论证的方式进行供求分析。需求调研包括应急物资需求科室、需求物资种类、每日需求量、三日需求量等,如表3.1所示。

表3.1 应急物资需求统计调研表

序号	名　称	产品标准	需求科室	预计每日需求数量	预计三日需求数量	库存情况
1	医用防护N95口罩	—	—	—	—	—
2	医用外科口罩	—	—	—	—	—
3	一次性手术衣	—	—	—	—	—
……	……	—	—	—	—	—

（二）分析需求影响因素

需求影响因素包括微观因素和宏观因素。微观层面影响因素主要指医疗机构上岗人次、重点岗位上岗人次、病区病人、防护标准等。宏观层面影响因素包括人口密度、疾病病死率、疾病传染强度、恐慌程度、疫情面积等。

（三）掌握需求量变化趋势

根据不同时期疫情的发展情况,应急物资需求一般可分为缓增、剧增、平稳、减少四个阶段,如图3.1所示。

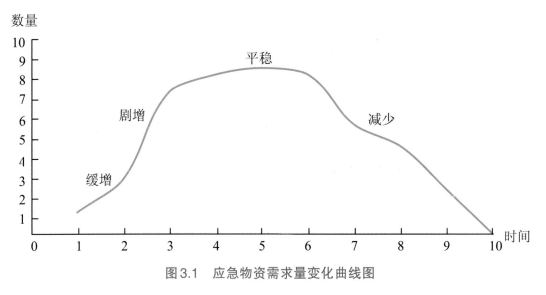

图3.1 应急物资需求量变化曲线图

二、 供应分析

在突发重大传染病疫情期间,影响应急物资供应的因素主要有市场存量情况、企业生产情况、物流供应周期、医疗机构存量等。下面以2019年新型冠状病毒肺炎疫情为例,对应急物资供应进行分析:

(一) 市场存量情况

疫情暴发后,国内口罩需求量迅速上涨,现有存量加速消耗,口罩生产企业的库存周期为1～2周,恰逢春节假期,口罩存货较少,加之疫情暴发突然,口罩作为基础的防护物资,需求量大,存量口罩短期内被迅速消耗,市场供应出现较大缺口。

(二) 企业生产情况

疫情暴发恰逢中国春运休假期间,上游原材料供应能力不足、工厂复工进程受限等问题造成了企业生产能力下降。以口罩为例,新冠疫情期间的口罩供求一度紧张,随着复工复产,企业生产能力快速恢复并持续增长,2020年1月25日口罩产能仅800万只/日,仅为2019年最大日产能(2 000万只/日)的40%,但到2月下旬口罩日产能已达到2019年日产能的3倍以上,如图3.2所示。

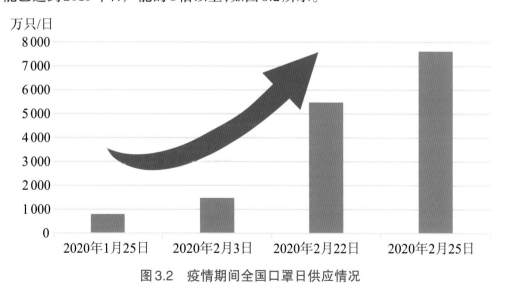

图3.2　疫情期间全国口罩日供应情况

（三）物流供应周期

疫情在全国范围内蔓延,对物流供应链造成了巨大冲击,物流运输运力恢复不足,应急物资供应链无法正常运转,严重影响了供应商供货周期,直接导致应急物资供货困难。

（四）医疗机构存量情况

医疗机构是疫情防控的首要阵地,医护人员身处防疫一线,防疫物资需求量较大。疫情的突然暴发加剧了医疗机构存量应急物资的消耗,加之市场供应不足,医疗机构普遍出现物资短缺的局面。

三、 供求分析

在重大传染病疫情期间,应结合疫情发展情况,综合考虑需求和供货影响因素,基于各项指标的不同级别采取不同的筹措方式。

（一）分析指标

以某医疗机构为例,选取库存量、供求情况、采购周期、市场情况四个指标,将每项指标根据安全程度划分为A、B、C三个级别,如表3.2所示,其中A级代表安全程度高、B级代表安全程度一般、C级代表安全程度低。医疗机构应综合疫情发展的不同阶段和自身实际情况,通过数据分析和经验评估,制定各级别对应指标的具体标准。

表3.2　供求情况分析指标等级划分

库存量	医院供求	采购周期	市场状况	级别
<3天	供应小于消耗	大于库存消耗周期	紧张	A级
3~5天	供应等于消耗	等于库存消耗周期	平衡	B级
>5天	供应大于消耗	小于库存消耗周期	充足	C级

（二）筹措方式

根据各项指标分级的组合情况,作为划分物资筹措方式的依据。具体如下:

（1）在出现两个及以上A级的情况下,说明供求关系紧张,应发动社会力量多方筹措,如启动社会捐赠、政府调拨等。

（2）在出现两个及以上C级的情况下,说明供求关系基本平衡,应采取正常采购与紧急采购相结合的方式。

（3）在其他情况下,说明供求相对紧张,可根据医疗机构实际情况启动紧急采购。

第二节　紧急采购

紧急采购是指在突发重大传染病的情况下,为保障急需物资供应,紧急启动的临时性物资保障采购活动。根据《中华人民共和国政府采购法》《中华人民共和国突发事件应对法》《突发公共卫生事件应急条例》《医疗卫生机构医学装备管理办法》《医疗机构医用耗材管理办法》等法规要求,在突发公共事件等应急情况下需要紧急采购的,医疗卫生机构应当按照应急预案执行,可以不受常规采购流程限制。

一、建立紧急采购机制

为规范医疗机构医用物资应急采购行为,提高采购效率,确保应急事件的妥善处置,物资筹备组应快速启动应急采购机制,开通绿色通道,多渠道筹集医用防护物资。

（一）明确职责分工

物资筹备组主要负责应急物资采购工作。筹备采购过程一般由双人负责,明确相应职责,相互监督。

（二）简化审批程序

在审批流程上,实行一日一汇报,缩短决策半径,减少审批流程,提高决策效率,重大项目上报上级部门直接决策;在采购方式上,可灵活选择除公开招标之外的其他采购方式,开辟绿色通道,如竞争性谈判、单一来源采购、询价采购等,以简化采购流程,加快采购速度。

（三）健全内控机制

建立健全紧急采购相关内控机制,明确纪律,规范行为。只有具备科学的制度、明确的职责、严明的纪律,才能确保忙而不乱、忙而有序,达到快速响应并妥善解决相关问题的目的。

二、 紧急采购过程

（一）搜集供货渠道

突发疫情时,物资筹备组应立即响应、迅速行动。若反应延迟,可能会导致情况恶化。此时的采购更关注时效性,以"快"为准则。通过各类渠道积极联系潜在供应商,拓展货源。选择供应渠道时,可坚持在用供应商为主、储备供应商为辅,省内供应渠道为主、省外供应渠道为辅,生产企业为主、经营企业为辅的原则,确保采购优质产品,如图3.3所示。同时,必须充分做好各类渠道产品的采购调研,严把资质审核关,做好产品质量审核工作。

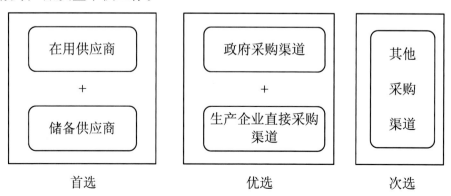

图3.3 应急物资紧急采购供应渠道选择方式

（二）构建采购关系

在采购方式上，医疗机构应结合紧急采购特点，充分考虑实际，首选询价采购、单一来源采购等方式，加快采购实施进度。在合同签订上，可以事先不签订书面合同，以口头交涉为依据，并及时补签合同。若采购中遇到供应方要求先付款预订再交货等特殊情形，应做好全面调研、及时汇报，并留存相关采购记录、审核记录，以备事后说明。

随着各种紧急采购渠道的建立，医疗机构应根据产品质量和供货情况，选择出合格的供应商，逐步建立稳定、可靠的供应关系。

（三）采购关系的转变与终止

随着疫情结束，疫情期间的紧急采购可以逐步转为正常采购，对于临时采购关系应及时进行终止。

三、 风险防范与监督

在紧急采购过程中，由于多数为新建供应渠道，医疗机构在采购过程中应注意防范价格虚高、欺诈等行为。同时，也应该明确采购职责与权限分工，做好全程记录及信息追溯，采购信息应公开、透明，同时应强化审计及纪检监督职能，以防出现贿赂、腐败等违法乱纪行为，切实保证紧急采购保障任务的顺利完成。

第三节　政府调拨

应急物资调配中的政府调拨是指通过政府管理部门宏观调控，分配给医疗机构使用的、用于应对突发重大传染病的防控物资。政府调拨具有强制性、直接性和快捷性等特点，在医疗机构采购量不足、市场失灵的情况下，能够较好地保障医疗机构的物资供应。

一、 政府物资来源

政府筹措卫生应急物资可以根据不同的情况采取不同的筹措方式,主要包括以下几种:

(一)动用储备

使用应急物资储备可以在最短的时间内满足应急需要,缩短应急物资的供应时间。这就要求我们在平时加强应急物资储备,按照国家储备和地方储备相结合的原则,确保储备达到合理要求。

(二)社会征用

在储备物资不能满足需要时,可根据《中华人民共和国突发事件应对法》的有关规定,对一些应急物资生产和流通企业,在事先不履行应急物资筹措程序的情况下,对其生产和经销的应急物资进行征用,以满足应急需要,事后再根据所征用物资的品种、规格、数量和市场平均价格与供应商进行结算和补偿。

(三)市场购买

对储备、征用不足的应急物资实行政府集中采购,通过多种采购形式和渠道,直接向国内外供应企业和生产商进行采购,减少流程环节,降低采购流通成本,加快筹措速度。

二、 接收流程

(一)需求上报

医疗机构要配合政府做好调拨物资分配工作,在综合考虑当前物资库存量、患者诊疗工作量和物资预计使用量等实际情况的基础上,定期测算物资需求量并按要求及时上报,作为政府部门调拨及分配物资的依据,如表3.3所示。

表3.3　政府调拨医用防护物资需求申报表

上报单位	N95医用口罩				医用防护服				备注
	库存维持天数	3日需求	7日需求	是否紧急	库存维持天数	3日需求	7日需求	是否紧急	
合计	—	—	—	—	—	—	—	—	—
A医院	—	—	—	—	—	—	—	—	—
B医院	—	—	—	—	—	—	—	—	—
××市	—	—	—	—	—	—	—	—	—
……	—	—	—	—	—	—	—	—	—

（二）实物接收

医疗机构要按照政府通知及文件要求及时接收或至指定地点领取政府调拨物资,接收物资时要及时对照分配计划数据进行清点,认真核对物资规格型号、数量和配送企业等信息,确保配送单信息与实物完全一致,如表3.4所示。

表3.4　政府调拨医用防护物资接收登记表

序	产品名称	品牌	规格型号	效期	注册证号	接收数量	单位	单价	调拨批次	配送企业	物资来源	……
1	医用外科口罩	—	—	—	—	—	—	—	—	—	—	
2	N95医用口罩	—	—	—	—	—	—	—	—	—	—	
3	医用防护服	—	—	—	—	—	—	—	—	—	—	
……	……	—	—	—	—	—	—	—	—	—	—	

（三）验收入库

调拨物资验收和入库要遵循医疗机构物资管理相关规定办理,并根据物资来源分别建账、建档,实行分类管理。

（四）接收确认

医疗机构要及时确认调拨物资接收信息,核对每批次调拨物资的品种、数量和配送到位情况,通过信息系统如实报送,如图3.4所示。

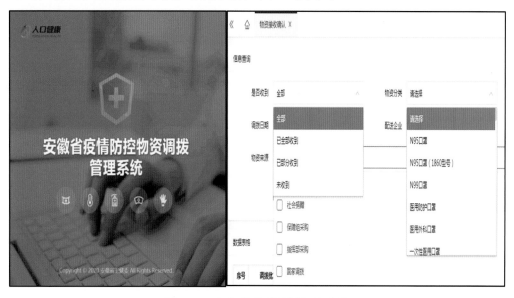

图3.4　应急物资调拨管理系统

三、 管理要求

（一）专人专账

医疗机构要加强调拨物资的入出库管理,安排专人负责物资的验收、入库和出库;另外,要对调拨物资单独设立账目,保证每笔调拨物资的去向可追溯。

（二）专物专用

政府调拨物资必须按照政府要求用于应对突发事件,不得私自挪用或用于其他用途。

（三）分配合理

政府调拨的物资要依据医疗机构各岗位实际需求进行合理分配,在满足岗位需求的同时要杜绝浪费。另外,政府调拨的物资要优先保障防控一线岗位和重点部门使用。

第四节　社会捐赠

社会捐赠是指自然人、法人或其他社会团体出于爱心,自愿无偿地向公益性社会团体、公益性非营利单位、团体或个人捐赠财产进行紧急救助的活动。

一、　捐赠分类

（一）按捐赠主体分类

社会捐赠物资按照捐赠主体可分为慈善组织捐赠、企事业单位捐赠、团体捐赠、个人捐赠四类。

慈善组织是以慈善为目的对他人进行帮助的非营利组织,它通过募捐,把一定的资金或财物集中起来,然后分配给有需要的人或单位,如中华慈善总会、中国红十字会等;企事业单位是指企业单位及事业单位;团体指目的和志趣相同的人们以一定的组织形式所组成的集体;个人,或者称个体,一般指一个人或是一个群体中的特定的主体。

（二）按捐赠意向分类

社会捐赠物资按捐赠人捐赠意向可分为定向捐赠和非定向捐赠两类。其中，定向捐赠指捐赠人对所捐财产明确指定受益人范围和使用原则。捐赠人、受赠人和受益人三方就捐赠财产的种类、数量、用途、要求等内容订立《定向捐赠协议》或填写接收函；非定向捐赠指捐赠人对所捐赠的财产没有明确指定受益人。捐赠的财产由受赠人统一安排，用于相关救助活动。

（三）按采购渠道分类

社会捐赠物资按采购来源可分为国内采购捐赠和国际采购捐赠两类。其中，国内采购捐赠是指捐赠人通过国内渠道采购的符合我国医用标准或相关技术标准，在生产保质期内的包装完好无损的物资。国际采购捐赠是指外国政府、国际组织、自然人、法人及其他组织，通过国际渠道采购的由国外企业生产的物资，其应当附有进口医疗器械产品注册证等资质材料。

二、 公告撰写

接受捐赠公告是指政府、团体为应对重大突发公共事件中出现的物资、资金等临时短缺而向社会公开征集的一种公文。一般由标题、正文、文尾组成，须明确阐述受赠单位、发起原因、需求清单及接收渠道等内容。

接受捐赠公告发布渠道主要分为线下发布渠道和线上发布渠道。线下发布渠道主要有医疗机构或本市内外的宣传栏、报纸、杂志、电视等，发布对象主要是本地区单位、团体或个人；线上发布渠道主要为医疗机构官方平台，如官方网站、官方微博、官方微信等线上平台，发布对象为社会公众团队或个人。

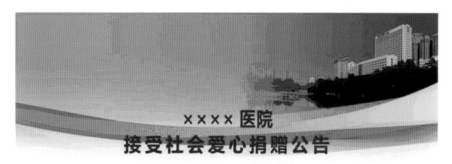

图3.5 某医疗机构接受社会爱心捐赠公告

三、 接受捐赠

接受捐赠自接受捐赠公告发起之日即正式启动,受捐方应组建社会捐赠小组,专门负责社会捐赠信息对接,捐赠物资接收、登记、公示及信息反馈等相关事宜。

(一)接受捐赠原则

(1)捐赠方遵守国家法律、法规,坚持自愿无偿。

(2)捐赠行为符合公益目的,秉持非营利性。

(3)受赠方尊重捐赠人意愿,未征得捐赠人许可,不得擅自改变捐赠财产的用途。

(4)受赠方以法人名义接受社会捐赠,捐赠财产由财务部门和物资管理部门统一管理,各科室和个人一律不得接受捐赠及资助。

(5)信息公开,强化监管。

(二)接受捐赠程序

1. 捐赠对接与确认

接受捐赠公告发起后,受赠方将收到社会各界爱心人士捐赠物资或资金的咨询,受赠方在热心、耐心解答及做好对接工作的同时,应做到如下几点:

(1)明确接受捐赠需求,建立有效沟通。

(2)专人负责,确保信息对接的官方性、准确性、权威性。

(3)实时跟进,及时汇报,尤其是突发重大公共卫生事件期间,应做到每日一跟进、每日一汇报,如表3.5所示。

表3.5 医疗机构接受社会捐赠物资对接跟进表

序号	首次对接日期	意向捐赠人或单位	联系人及电话	拟捐赠物资	拟捐赠数	物资来源	运输方式	预计达到日期	跟进记录	备注
1	2020年2月1日	—	—	N95口罩	—	境外采购	国际快递	—	2月5日已寄出	国际快递单号
2	2020年2月1日	—	—	医用外科口罩	—	国内采购	现场送达	—	2月3日已送达	—

续表

序号	首次对接日期	意向捐赠人或单位	联系人及电话	拟捐赠物资	拟捐赠数	物资来源	运输方式	预计达到日期	跟进记录	备注
3	2020年2月2日	—	—	防护服	—	自行生产	国内快递	—	2月4日已寄出	国内快递单号
……	……	—	—	……	……	……	……	—	……	……

2. 接受与登记

根据社会捐赠组职责分工,应安排组内专人或团队负责捐赠物资的接收与登记工作,并要求做到主动沟通、及时接收、如实登记、定期汇报与反馈,尤其是突发重大公共卫生事件期间,应做到每日一汇报、每日一反馈。

(1)登记捐赠单位或个人基本信息,包含名称、联系电话、捐赠时间;若遇快递、他人代捐等非捐赠本人送达情形,一定要进一步核实捐赠方真实信息。切记勿按快递寄件人或代捐人信息简单登记。若捐赠方要求匿名,应当尊重捐赠者意愿,保护捐赠者权益。

(2)如有定向捐赠,捐赠方须明确自愿定向捐赠意愿,受赠方如实登记接收。

(3)当面清点捐赠物资,包含品名、数量、规格型号、包装是否完整等。若出现清点差异,须第一时间反馈捐赠方,并做好记录。

(4)现场接收登记,登记表应一式三份:捐赠方一份,受捐方两份(其中,社会捐赠组一份,物资保障组一份),如表3.6所示。

(5)办理捐赠接收函。捐赠物资经社会捐赠组接收验证完成后,将由医疗机构相关部门(如其办公室)为捐赠方出具接收函,以资证明,并表感谢。

(6)汇总接受信息,建立电子台账,每日一报,如表3.7所示。

(7)妥善保管,及时移交。

表3.6 医疗机构接受社会捐赠物资登记一览表

一、捐赠人信息栏

捐赠单位或个人				捐赠介绍人	
联系人姓名、电话		捐赠时间		证书需求	□有/□无
定向捐赠	□是/□否	定向意愿说明			
其他备注					

二、接受人复核信息栏

捐赠物资名称	品牌	规格型号	生产厂家	数量	估算单价（按提供信息）	备注
接受物资清点方式	□当面清点 □寄达清点	快递公司		寄件信息及单号		
清点差异	□有/□无	存在差异说明				
是否反馈捐赠人	□是/□否	反馈说明			复核人1：	复核人2：

社会捐赠第一接收人：　　　社会捐赠组接收：

表3.7　医疗机构接受社会捐赠物资一览表（日报）

序号	捐赠单位及个人	捐赠物资	品牌	规格型号	数量	价格	生产厂家	联系人电话
1	××校友会	N95口罩	—	—	—	—	—	—
2	张××	医用外科口罩	—	—	—	—	—	—
3	××公司	护目镜	—	—	—	—	—	—
……	……	……	—	—	—	—	—	—

社会捐赠第一接收人：　　　　社会捐赠组接收：

3. 捐赠物资交接

社会捐赠组完成捐赠物资接受后，应及时与物资保障组进行实物移交，并由仓储管理组负责捐赠物资的验收入库与配送发放工作，确保捐赠物资能第一时间用于物资紧缺部门。捐赠物资移交应注意以下几点：

（1）及时性。为避免捐赠物资的积压，应做到每日移交或实时移交。

（2）准确性。物资移交时双方应安排专人对捐赠信息进行再次核对（如捐赠者信息，捐赠物资名称、数量、价值等）。

（3）统一性。社会捐赠组捐赠基本信息登记应与物资保障组接收信息相一致，统一编码、统一命名、统一台账，以便核查（表3.8）。

表3.8　医疗机构接受社会捐赠物资交接表

序号	捐赠单位及个人	捐赠物资	品牌	规格型号	数量	价格	生产厂家	联系人电话
1	××校友会	N95口罩	—	—	—	—	—	—
2	张××	医用外科口罩	—	—	—	—	—	—
3	××公司	护目镜	—	—	—	—	—	—
……	……	……	—	—	—	—	—	—

仓储管理组：　　　　社会捐赠组：　　　　物资保障组：

（三）配送发放

接受移交捐赠物资后,应由仓储管理组进行捐赠物资的验收入库与配送发放,具体内容详见本书第四章及第五章。

四、 监督与公示

（一）完善内部机制

建立并完善捐赠物资接受管理和调配使用等制度,重点围绕捐赠物资的接收、移交、使用等环节,明确统一接收、登记造册、入库入账、分配发放和专项专用等规范,确保捐赠物资管理严格、规范。

（二）督促信息公开

及时公开捐赠物资接受品类、数量、分配使用情况和捐赠人姓名、地址、联系方式等信息,把公开透明原则贯穿于受捐赠款物管理和使用全过程,及时回应社会关切。

（三）强化监督检查

提前邀请审计、纪检等部门对社会捐赠物资管理工作进行监督检查。对在监督检查过程中发现的对受捐赠款物管理使用重视不够、手续不全、措施不完善等问题要及时予以纠正,确保受捐赠款物的管理使用规范有序、阳光透明。

第四章　应急物资验收与评估

应急物资具有紧急性、多源性、临时性等特点,对其的验收要求比常规物资验收更加严格。除了常规验收外,还需重视价值及适用性评估,保证应急物资管理规范、权责明晰、质量安全、使用合理,实现高效管理。

第一节 应急物资验收

物资验收入库时,应核对其价格、数量、品牌、批号、效期等内容,以查验物资是否符合入库条件。验收目的在于保障物资质量安全、数量准确。

一、 验收要求

应急物资由于其使用的特殊性、来源的广泛性、时效的紧迫性,在验收环节需要做好精细化管理,确保验收流程科学、信息全面、品质达标。具体要求如下:

(一)信息准确

应急物资品类繁多,标准不一,应准确登记产品标准、批号、效期等信息。若采用标准或外部标志查验登记错误,可能会形成对产品价值及适用评估的误判。

(二)信息全面

在应急物资的登记过程中,除登记常规物资的验收信息外,还需补充登记物资来源渠道、快递单号、整箱包装数量、产品标准等相关信息,以便追溯管理。

(三)登记及时

应急物资到货不同于常规物资,到货时间、到货数量等难以预测,同时因需求紧急,应及时做好验收登记,以免影响物资出入库。

二、 验收流程

应急物资的验收需严格遵循相关管理规定,建议由具有丰富经验的工作人员进行验收。对于验收资料不全的外来应急物资,应加强验收审核并做好适用评估及质量追踪,发现问题须及时召回。

(一)在用应急物资的验收

在用应急物资(以下简称在库物资)指医院现有通过完整招采流程并在物流管理系统中须对其基础信息(如注册证信息、价格、物资类别等)进行维护的应急物资。该部分物资遵循医疗机构常规验收制度进行验收即可。

(二)其他应急物资的验收

本节所称其他应急物资(以下简称外来物资)是指政府调拨、紧急临时采购和社会捐赠的应急物资。这类物资通常为非在库物资,来源广,品种多,同品种物资其相关信息不统一,其验收流程相比在库物资应更加严格,具体如下:

1.验收流程

外来物资的验收流程与在库物资验收流程相比,在前端增加了若干环节:① 物资来源确认→② 物资清点→③ 价值评估→④ 电子单登记→⑤ 验收登记→⑥ 适用性评估→⑦ 库管员入库等,目的是保证外来物资渠道正规、信息记录规范、鉴定审核安全、账务转结明晰、科室使用放心,如图4.1所示。

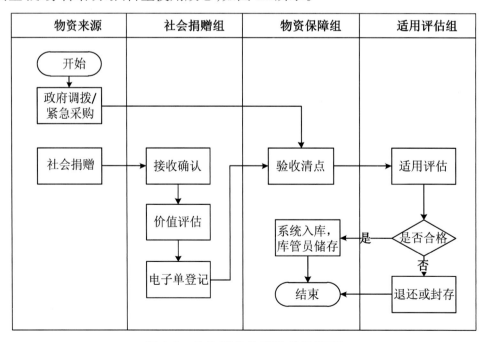

图4.1 外来应急物资验收流程图

（1）物资来源确认。注意区分紧急采购、政府调拨和社会捐赠三种不同的物资来源。

（2）物资接收清点。物资清点的主要内容为物资的名称、来源、品牌、规格型号、数量、生产厂家等。

（3）价值评估。接收社会捐赠物资后,在办理入库之前,应对外来物资进行价值评估,详见本章第二节。

（4）电子单登记。对于社会捐赠物资应填写接收登记表,每日一登记,每日一公示,由相关部门审核确认。

（5）验收登记。社会捐赠物资以捐赠方为单位填写医疗机构社会捐赠物资验收登记表,如表4.1所示;政府调拨物资以政府调拨单、政府通知公函、物资分配表为基础登记;紧急临时采购物资以临时采购订单或谈判记录为验收依据。验收时,须核对材料的名称、规格(型号)、数量、生产厂商、供货单位、生产批号(出厂编号或序列号或生产日期)、注册证号、有效期。核验无误后由库管员在相关表格或单据上签字确认。

表4.1　医疗机构接受捐赠物资验收登记表

捐赠单位及个人							
联系电话							
捐赠时间							
受赠人名称	（医疗机构名称）						
捐赠物资名称	品牌	规格型号	生产厂家	效期	注册证	数量(个)	预估单价
……	……	……	……	……	……	……	……
接收人		联系电话		验收人		验收时间	

（6）适用评估。该环节设置在入库前,对应急物资质量安全及使用范围进行评估,详见本章第三节。

（7）分类入库。根据来源不同将应急物资录入到相应库房所属的信息系统,办理入库并妥善存储。使用后的应急物资进货查验记录应当妥善保存至使用终止后2年,未使用的应急物资进货查验记录应当保存至规定使用期限结束后2年。

2. 注意事项

应急物资在进行清点验收时可能会遇到以下问题：

（1）外包装标记数量与实际拆包数量不符，建议逐一拆箱清点。

（2）生产厂家、效期、规格型号、品牌等关键信息缺失（常见于捐赠物资）。由适用评估组进行质量再鉴定，建议按照相关产品最低标准使用。

（3）物资价格缺失。具体解决办法参考本章第二节。

第二节 应急物资价值评估

为规范捐赠物资管理工作，科学进行财务核算，使捐赠物资价值在捐赠者、受赠者和受益者三方之间实现有效衔接，依法明确捐赠者、受赠者和受益者三方对捐赠物资所享有的权利和应尽的义务，医疗机构应对社会捐赠物资进行价值评估工作。

一、 评估原则

（一）准确性原则

应急物资价值评估应根据随货证明材料或按市场行情估值，保证评估过程和结果客观，并如实登记。

（二）公开性原则

应急物资价值评估结果应及时公开，并引入国资、纪检等部门进行有效监督。

二、 评估方法

自交接捐赠物资起，医疗机构应及时组织勘验调查，依据外来应急物资相关规定,就捐赠物资的产品质量、使用性能、产品标准以及卫生安全等进行审查评估,确保安全、有效使用,并通过随捐物资票据、同类产品价值、政府采购及市场行情等方式,对受捐物资价值进行预估。

(一)捐赠方出具相关凭证

随捐物资票据是捐赠物资价值的优先判定依据。对于捐赠人随捐赠物资提供的相应的物资价值证明材料,如发票、报关单、有关协议等,医疗机构应按材料上标明的金额加上应支付的相关税费,作为实际成本。

由生产企业捐赠的本企业生产的产品,应出具企业质量资格认证证明、产品合格证,并提供捐赠物资的品名、规格、种类、数量及进价指导等相关材料。由捐赠人捐赠的非自产物资,应提供购买发票、产品合格证、生产厂家名称等相关资料。境外捐赠物资,应严格按照《中华人民共和国海关法》《中华人民共和国增值税暂行条例》《民政部关于进一步规范境外救灾捐赠物资进口管理的通知》提供相应的产品证明材料文件。

(二)参考同类产品价值

捐赠方没有提供有关凭据的,当捐赠物资的名称、规格、型号、生产厂家、注册证书等信息可在医院物资招标采购目录中找到对应信息时,可根据招标采购价格对捐赠物资进行价值评估,对于无相同产品,可通过与国内同类产品价值相互比较进行价值评估。

(三)参考政府采购信息及市场行情

当捐赠物资的名称、规格、型号、生产厂家、注册证书等信息不能在医院物资招标采购目录中找到对应信息时,须针对物资类别扩大信息查找范围。

1. 医用物资

对于一般消耗性材料等,可通过集中采购平台、阳光采购平台等物资监管平台查找对应信息,评估捐赠物资价值。

2. 非医用物资

对于一般作业工具、后勤物资、通用设备等,可通过淘宝、京东等大型交易平台查找对应信息,评估捐赠物资价值。

三、 评估流程

由社会捐赠组负责对捐赠物资进行接收清点,其中财务部门(或国资部门)负责收集评估信息及价值核准,纪检部门参与评估过程,对评估行为进行监督,如图4.2所示。在评估过程中,应填写应急物资价值评估表,对物资明细和评估结果进行文字记录,如表4.2所示。

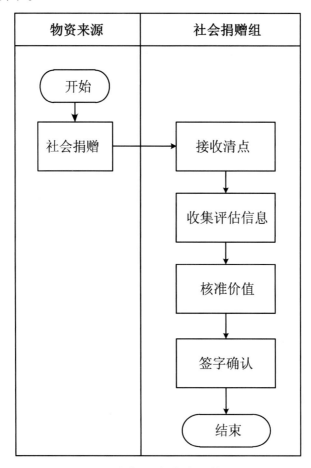

图4.2　应急物资价值评估流程

表4.2　社会捐赠物资价值评估鉴定表

序号	捐赠人或单位	物资名称	规格型号	数量	评估价值	评估依据
1	—	N95口罩	—	—	—	捐赠方票据凭证
2	—	防护服	—	—	—	捐赠方票据凭证
3	—	护目镜	—	—	—	参考同类产品价值
……	—	……	—	—	—	……

制表：　　　　　　　　　评估鉴定：

第三节　应急物资适用评估

应急物资适用评估是指从产品适用角度按照一定的评价标准和评价方法对其使用质量安全及范围作出科学、客观、合理的评估鉴定,确保应急物资的安全使用,确保合理发放、物尽其用,达到有效管理。

一、评估原则

（一）安全性原则

应急物资适用评估应以保证产品质量安全为原则,运用定量和定性的方法,进行科学评估,以确保其质量规范、使用安全。

（二）科学性原则

应急物资适用性评估应以国家、地区或行业等使用标准为基础,进行科学的、规范的、合理的评估。

（三）客观性原则

应急物资适用评估应当以实际鉴定结果为依据,评估过程和结果要具备客观性,保证结果与记录相符。

二、 评估方法

（一）质量标准比对法

应急物资种类繁多、渠道多样,尤其是部分进口物资质量标准与国内现行标准不一致,应通过质量标准比对,尽可能明确共性标准,形成可评价、可对比、可识别的标准体系,方便临床一线人员使用,提升评估效率。

（二）专家经验评估法

专家经验评估法是指邀请临床医务及护理经验丰富的专家参与物资的适用评估。应急物资主要用于医疗机构临床科室,运用专家经验评估法时对于评估专家的行业背景、临床经验、理论深度要求更高。

（三）现场实验检测法

部分应急物资评估不能简单通过产品外观、使用说明等外部特征进行评估,需要结合临床实际使用效果进行现场论证。现场实验检测法是指对应急物资抽样进行现场实验检测产品效果或效能的方法,如额温计、体温枪现场测温实验,医用口罩滴水实验以测评其渗透性等。

三、 评估流程

应急物资适用评估,包括产品质量认定和适用科室评估两方面内容,是一项专业技术活动,应建立以医务、护理、院感和医工等相关部门专家为成员的评估鉴定组。评估过程包括产品质量标准的比对、质量评定、适用科室评定、结果应用等过程。

（一）质量标准比对

应急物资质量评估标准应以国家或地区相关质量标准为准则,建立规范、合理、适用的质量评估标准。以重大传染病疫情期间医用防护口罩为例,医用防护口罩是指可过滤空气中的微粒,预防某些呼吸道传染性微生物传播,阻隔飞沫、血液、体液、分泌物等的自吸过滤式防尘医用防护用品。目前国际上并没有统一的口罩标准,欧洲各国采用欧盟标准(EN),而北美和其他国家则多采用美国国家职业安全与健康研究院(NIOSH)和疾病防治中心(CDC)制定的标准。这就需要评估专家熟悉并掌握各类评估标准,并进行科学比对,如表4.3、表4.4所示。

表 4.3 国内各类口罩关键技术要求

口罩类型	医用口罩			工业防尘口罩	民用日常防护型口罩	
	一次性医用口罩	医用外科口罩	医用防护口罩	KN 或 KP	防霾口罩	棉布口罩
执行标准	YY/T 0969	YY 0469	GB 19083	GB 2626	GB/T 32610	FZ/T 73049
过滤颗粒类型	未要求	非油性颗粒	非油性颗粒	油性或非油性颗粒	油性或非油性颗粒	未要求
颗粒过滤效率	未要求	≥30%	1级≥95% 2级≥99% 3级≥99.97%	KN(KP)90≥90.0% KN(KP)95≥95.0% KN(KP)100≥99.97%	A 级 : ≥95% (油性和盐性) B~D 级 : ≥90% (盐性)、≥80% (油性)	未要求
细菌过滤效率	不小于95%	不小于95%	未要求	未要求	未要求	未要求
防液体要求	未要求	合成血液穿透 (120 mmHg) 不应出现渗透	合成血液穿透(80 mmHg) 不应出现渗透, 表面沾水等级应不低于3级	未要求	未要求	未要求
呼吸阀	未要求	未要求	不应有	可有、可无	可有、可无	未要求

注:未要求指对应的标准中未直接提到此项。

表4.4　国内外医用防护口罩质量评估参考指标

标准类别	指标1：颗粒过滤效率	指标2：抗合成血液穿透性
中国标准	GB 19083—2010对非油性颗粒物（1~3级）滤过率≥95%	GB 19083—2010将2 mL合成血液以10.7 kPa(80 mmHg)压力喷向口罩，口罩内侧不应出现渗透
美国标准	NIOSH N95及以上	ICDC认证的Fluid resistant/shield标识或ASTM 1862 level 1~3级
欧盟标准	FFP2/FFP3	Type IR/IIR
日本标准	MOL DS1-DS3	通过JIST 8062:2010感染性物质防护服-口罩-人工血液防渗透性测试
韩国标准	MFDS KF94/KF99	通过KS K ISO 22609传染性药物隔离防护服-医疗口罩合成血液防渗透性测试
澳大利亚/新西兰标准	AS/NZS 1716 P2/P3	通过ISO-16603抗合成血液穿透测试或Fluid resistant/shield标志

（二）专家现场鉴定

邀请专家现场评估鉴定，以抽样鉴定为主，根据临床使用经验对应急物资的质量安全进行鉴定，也可以组织进行临床实验、"金标准"比对等来鉴定。

（三）适用科室论证

在物资充足的情况下，根据国家适用标准，严格遵守国家标准；在库存紧张的情况下，结合医院实际情况及产品质量建立精细化分类，明确各个科室所需耗材的品类。

（四）评估结果应用

现场评估结束后，应立即完成评估结果统计及确认工作，及时汇报并反馈。物资保障组根据适用评估结果对应急物资进行合理配送及发放，以保证应急物资的及时、高效使用，如表4.5所示。

表4.5　社会捐赠物资适用评估鉴定表

序号	捐赠人或单位	物资名称	规格型号	数量	鉴定评估意见	适用科室
1	—	—	—	—	—	—
2	—	—	—	—	—	—
3	—	—	—	—	—	—
……	—	—	—	—	—	—

制表：　　　　　　　　　评估鉴定：

第五章　应急物资存储管理

　　突发重大传染病期间,为规范应急物资管理和使用,保证应急物资及时调配及供给,医疗机构需搭建信息平台,科学设计库房,分区分类管理,定期盘点分析,提升库房作业效率,保障医疗机构应急物资供给和存储安全。

第一节　应急物资库房规划

为满足突发重大传染病期间应急物资存储需求,医疗机构应设立专用库房,统一规划,科学设计,提高作业效率。

一、库内空间分区

为实现应急物资合理存放和全程追溯,应将应急物资按来源分区管理,可分为自购物资区、政府调拨区、社会捐赠区。同时,根据验收评估细化功能分区,如分为合格品区、不合格品区。应急物资区域划分如图5.1所示。

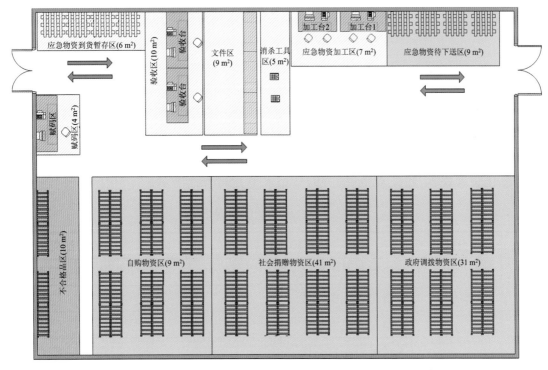

图5.1　应急物资仓库分区

二、物资分类管理

应急物资多为紧急或通过绿色通道购置的新产品,种类繁多,品牌不一,所以需对不同品牌的应急物资进行分类,按类别存储和发放。以口罩为例,可以分为一次性医用口罩、医用外科口罩、医用防护口罩、其他防护口罩等。在分区管理的基础上,应将口罩、防护服等常用物资优先放置于出口位置。

三、 专属库位管理

应急物资仓库应配置仓储货架,各类物资入库后,系统自动分配专属库位,工作人员将物资实物对应库位上架,并配置库位标签,显示物资名称、规格、厂家等信息。同类物资再次入库时,库房人员可根据指引或者系统中的历史库位,快速将物资上架至指定库位。

四、 作业流程设计

仓库物资验收、质检、入库登记、物资存放、出库登记、库存盘点流程,根据相应的信息化管理要求,建立规范、统一的登记表单,如表5.1所示。

表5.1　仓库功能区检查表

序号	检查区域	检查项目	检查结果	
1	应急物资到货暂存区	物资摆放是否距墙20 cm	□是	□否
2		物资是否规整摆放	□是	□否
3	赋码区	设备是否正常运行	□是	□否
4		人员是否正常在岗	□是	□否
5	验收区	设备是否正常运行	□是	□否
6		人员是否正常在岗	□是	□否

续表

序号	检查区域	检查项目	检查结果	
7	文件区	应急物资入库文件是否有序整理、摆放	□是	□否
8		应急物资盘点文件是否有序整理、摆放	□是	□否
9	不合格品区	物资标志是否完整	□是	□否
10		物资是否按库位整齐放置	□是	□否
11	自购物品区	物资库位标志是否完整	□是	□否
12		物资是否按库位整齐放置	□是	□否
13	政府调拨物资区	物资库位标志是否完整	□是	□否
14		物资是否按库位整齐放置	□是	□否
15	社会捐赠物资区	物资库位标志是否完整	□是	□否
16		物资是否按库位整齐放置	□是	□否
17	应急物资加工区	设备是否正常运行	□是	□否
18		人员是否正常在岗	□是	□否
19	应急物资待配送区	物资是否摆放距墙20 cm	□是	□否
20		物资是否包装完整	□是	□否
21	消杀工具区	消杀工具是否齐备	□是	□否
22		消杀工具是否正常运行	□是	□否
23	其他	仓库消杀是否登记	□是	□否
24		应急物资管理上墙制度是否清晰完整	□是	□否
25		消防通道是否通畅	□是	□否
26		消防器材是否易取、有效	□是	□否
27		门窗正常、无损坏	□是	□否
28		温湿度是否正常登记	□是	□否
29		仓库是否保持清洁	□是	□否
30		仓库是否通风良好	□是	□否

检查人：　　　　　　　　　　　　　　　　检查时间：

第二节　应急物资入库

一、 入库原则

（一）集中作业

应急物资入库时，应尽可能将物资装卸、分类、标志等环节集中在一个场所完成，在减少空间占用的同时，节省装卸的时间和人力成本。

（二）保持顺畅

库内作业流程应根据各环节的相关性进行安排，避免倒装、倒流，部分直接发放至科室的物资，应提前做好工作衔接，注意保持作业的顺畅性。

（三）路径设置

工作人员在库内的工作路径要尽量简便，如物资的接货站台和存储区域位于同一条工作通道，可以有效减短出入库工作时间。

（四）人员安排

入库作业高峰时段，须加大调配人力、物力，保障应急物资顺利、高效入库。

（五）信息化建设

搭建应急物资管理平台，通过信息化系统实现应急物资出入库追溯管理。医疗机构应急物资管理平台如图5.2所示。

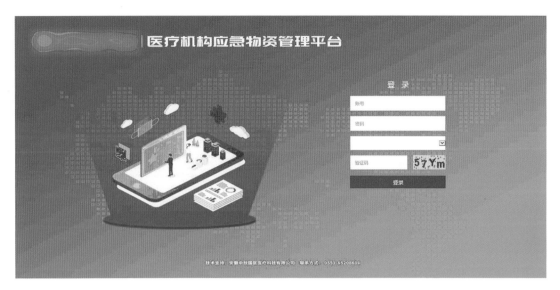

图5.2 医疗机构应急物资管理平台

二、入库流程

（一）自购应急物资

自购应急物资属于医疗机构自主采购的物资,供应商配送物资入院后,在SPD管理系统完成耗材赋码。对于验收合格的物资,由库管员使用PDA扫码验收、扫码入库。自购物资入库流程如图5.3所示。

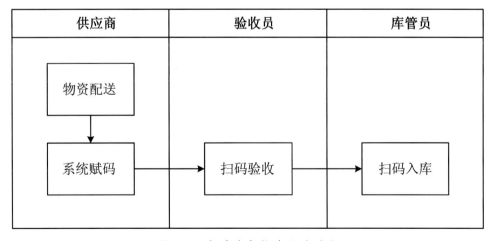

图5.3 自购应急物资入库流程

自购应急物资通过SPD系统管理,验收员、上架员、上架时间、数量、实时库存均可通过系统查询。自购物资系统上架查询如图5.4所示。

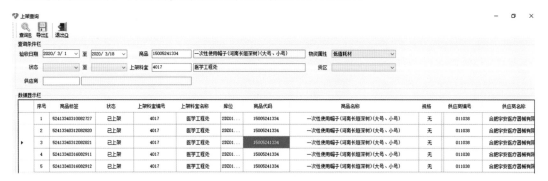

图5.4 自购物资系统上架查询

(二) 社会捐赠应急物资

社会捐赠应急物资由快递或者专人配送到医疗机构,经过物资清点验收、价值评估、适用评估后,合格品由物资保障组在医疗机构应急物资管理平台中登记物资基本信息,制作入库单,完成系统入库。捐赠物资入库流程如图5.5所示。

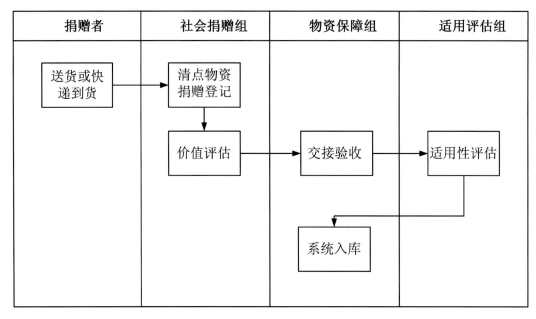

图5.5 社会捐赠应急物资入库流程

通过信息化管理,可通过系统实现社会捐赠应急物资入库信息实时查询、实时统计,从而实现对社会捐赠应急物资的公开、透明管理,便于医疗机构的内、外监督。

社会捐赠应急物资入库系统如图5.6所示。

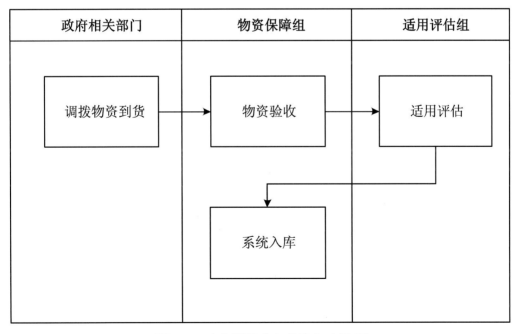

图5.6　社会捐赠应急物资入库系统

（三）政府调拨应急物资

政府调拨应急物资到货验收后，物资保障组应在疫情防控物资调拨管理系统中按照批次接收物资，并在应急物资管理平台中登记物资基本信息，制作入库单，完成系统入库。政府调拨应急物资入库流程如图5.7所示。

政府相关部门	物资保障组	适用评估组
调拨物资到货	物资验收	适用评估
	系统入库	

图5.7　政府调拨应急物资入库流程

通过系统管理,可以详细追溯政府调拨应急物资入库信息、在库数量信息等。政府调拨应急物资在库库存查询系统如图5.8所示。

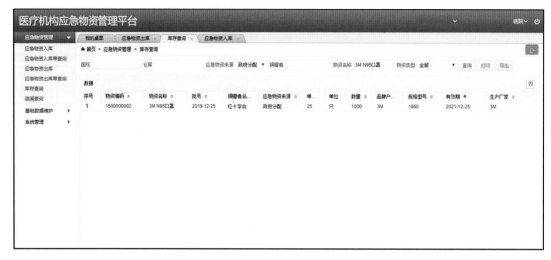

图5.8 政府调拨应急物资在库库存查询系统

(四)院区间调配物资

突发重大传染病疫情期间,对于集团性医疗机构,存在多院区之间物资储备、供应不均衡等特点,往往出现个别应急物资单个院区多而其他院区缺乏的情况。为提升集团性医疗机构应急物资管理能力,对于院区之间的物资调度可以通过调拨的方式进行。院区之间物资调拨单如表5.2所示。

表5.2 医疗机构应急物资调拨单

序号	物资编码	物资名称	物资来源	单位	来源院区	调拨院区	数量	备注
1	1500001	一次性医用口罩	社会捐赠	只	××医院本部	××医院南区	——	——
2	1500002	医用外科口罩	社会捐赠	只	××医院本部	××医院南区	——	——
3	1500003	一次性医用乳胶手套	社会捐赠	副	××医院本部	××医院南区	——	——
……	……	……	……	……	……	……	——	——

三、 常见问题及处理办法

应急物资入库环节各岗位人员必须认真负责,每单做好记录,以便分清责任。对于发现的问题,一般可采取相应的处理办法:

(一) 数量不符

捐赠应急物资由于来源广泛,存在外包装标注件数和实际数量不符情况,在入库过程中应做好实物盘点及登记工作。

(二) 信息不全

捐赠应急物资包括国外等渠道货源,存在物资可用信息匮乏等问题,在系统入库过程中,应备注快递单号、接收快递人员等信息。

(三) 途经疫区

对于在运送过程中途经疫区的物资,入库到院后应对其外包装进行消毒并暂时封存后再使用。

第三节　应急物资盘点

一、 盘点内容

以某医疗机构为例,根据应急物资存储场所的划分,应急物资库的盘点对象包括自购物资区、捐赠物资区、政府调拨区,应针对不同来源的应急物资制定盘点明细表,分别记录应急物资的品种、数量、规格、批号、有效期等明细信息。具体内容分为以下几点:

(1) 检查应急物资的账面数量与实物数量是否相符。

(2) 检查应急物资的收发情况。

（3）检查应急物资的堆放及维护情况。

（4）检查各种应急物资有无超储积压、损坏变质情况。

（5）检查应急仓库内安全设施及安全情况。

二、 盘点方法

通过台账核查与库房实物核查相结合的方式，对所有应急物资进行全面、细致的盘点，确保应急物资账物相符和信息数据及时更新。

（一）全面盘点

物资保障组指定专人负责应急物资每日入出库信息的记录和汇总。按物资类别、物资来源（自购、社会捐赠、政府调拨）、使用科室，分别对物资当日入库数量、当日出库数量进行盘点，通过持续地累计加总，核算累计入库数量、累计出库数量及结存数量。

在每日分区盘点的基础上，进行每周全面盘点，按照类别、物资来源、使用科室等不同维度进行汇总计算，完成全面的盘点清查。

（二）重点盘点

针对库中的重点物资，特别是收发频次高、容易损耗、价格昂贵的物资，需进行重点盘点，通过采用定期盘点与不定期盘点的方式清盘对账，以保证账实相符。

三、 盘点过程

盘点指对库存等进行清点，常用方法有账面盘点法与现货盘点法。建议利用信息技术手段，构建包括订单管理、物流配送、仓储管理、实时统计报表等模块在内的高效的应急物资管理系统，对应急物资进行有效盘点和数据统计。

通过物资名称查询，汇总每一类物资当日入库、出库，累计入库、累计出库及结存数量的信息，如图5.9所示，对库存物资实现进销存管理，实时、准确地提供统计数据,为动态优化物资提供保障。

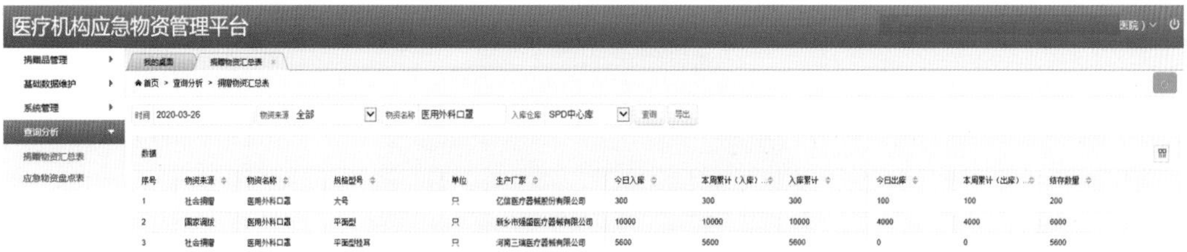

图5.9　应急物资汇总界面

通过物资来源查询,对每一笔物资进行来源追溯,如图5.10所示,实现对物资的精细化和透明化管理,达到单笔物资状态可查、生命周期可追溯的目标。通过盘点比对,提高信息数据的一致性和准确性,使物资管理更加标准化、规范化。

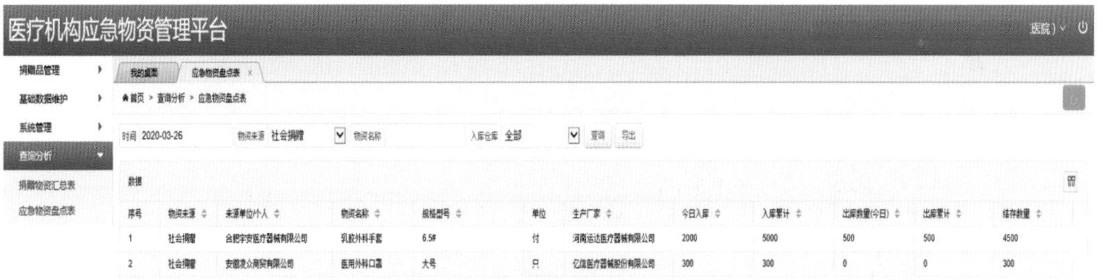

图5.10　应急物资盘点界面

四、 盘点分析

基于充分、有效的数据统计,高效、准确地对所采集的大量数据进行综合盘点分析,有助于提升信息监测预警能力以及指挥决策和行动决策水平。

(一)按物资类别分析

以口罩这类单一物资为例,某医疗机构应急物资库中主要包含以下品种:医用防护口罩、医用外科口罩、一次性医用口罩、普通口罩、其他防护口罩。

根据某日盘点入库数据可以看出,医用外科口罩在该类别入库数量中占比最高,其次分别为普通口罩和一次性医用口罩,其他防护口罩占比较低,医用防护口罩占比最低、数量最少,如图5.11所示。

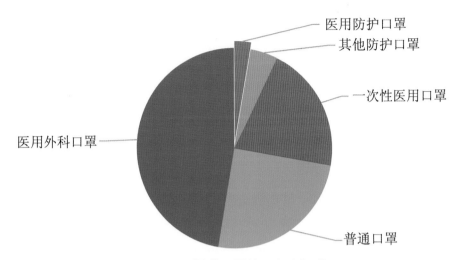

图5.11　捐赠口罩单日入库汇总

　　根据某日盘点出库数据可以看出,医用外科口罩的出库量最大,占比最高,一次性医用口罩次之,其他防护口罩与前两者相比,出库量有明显落差,普通口罩出库量最低,如图5.12所示。

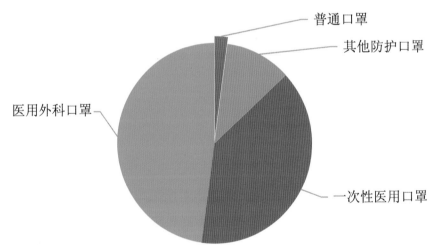

图5.12　捐赠口罩单日出库汇总

　　因医疗机构各部门、各科室人员的防护级别不同,对口罩的发放标准也有所区别,同时现存物资库存对物资发放也有所影响,通过盘点分析可知医用外科口罩的使用频率最高,应急保障组可结合疫情阶段和实际情况,适当增加对该物资的存储。

(二) 按物资来源分析

　　以社会捐赠这一来源的物资为例,某医疗机构社会捐赠物资主要有医用防护口罩、医用外科口罩、一次性医用口罩、防护服、隔离衣、防护面罩、护目镜、靴套、帽子等。

　　根据某日捐赠物资入库数据可以看出,口罩类应急物资占比超过总量的一半,手套占比次之,鞋套、防护服再次之,其他应急物资如护目镜、防护面罩、温度计等占比较低,如图5.13所示。

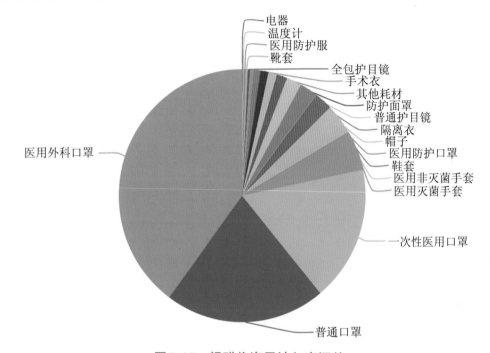

图5.13　捐赠物资累计入库汇总

　　根据某日捐赠物资累计出库数据可以看出,口罩类物资出库量最大,占比超过50%;手套占比次之,隔离衣、防护面罩、普通护目镜这三类物资占比近似;全包护目镜、医用防护服、温度计等占物资出库量比重较低,如图5.14所示。

　　社会捐赠物资来源为社会各界爱心企业和爱心人士的捐赠,在所有应急物资中,口罩的市场产量较高,采购渠道和成本相对较低,同时因重大传染病疫情自身特点,口罩是最基本且必需的应急物资,需求量最大,所以在社会捐赠中该类别物资出入库占比最高,对于该类物资的储备要求也相对较高。

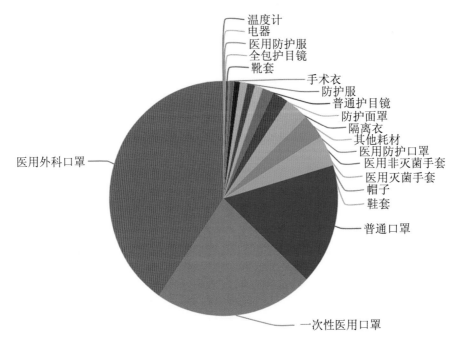

图5.14　捐赠物资累计出库汇总

（三）按时间分析

以口罩为例,分析某医疗机构疫情期间不同时期入库、出库及库存趋势。从图5.15可以看出,口罩的出、入库量总体趋势保持一致,疫情前三周两者均呈逐渐上升趋势,第三周后出现拐点并逐渐下降;库存量前四周较为平缓,随后呈现较大幅度的上升。

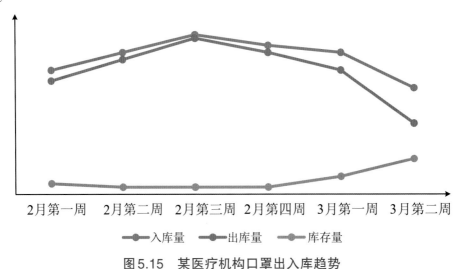

图5.15　某医疗机构口罩出入库趋势

重大传染病疫情通常会经历三个时期,不同时期应急物资的供需情况不同。

1. 疫情初期

此时市场应急物资供应紧张,医疗机构可积极通过不同渠道进行物资筹措,保障物资供应。伴随着疫情发展,物资入库量、出库量都将呈现逐渐爬升的趋势。

2. 疫情中期

此时新增病例较多,疫情呈现集中暴发趋势,医疗机构在前期积累各方渠道资源的基础上,应最大限度地保证物资供应(入库量达到顶峰),医疗机构疫情防控形势在该阶段也最为严峻,物资需求即出库量也将达到峰顶,相对应地库存量跌至谷底,此时物资供需关系最为紧张。

3. 疫情后期

随着疫情防控工作的开展,疫情基本得以控制,总体呈现积极向好态势,医疗机构应急物资总体需求量有所下降,入库量及出库量均呈现较大幅度的减少,相对应地库存量可能将有所增加。此时,应通过不同维度的物资盘点,实现供需趋势的动态监管,将促使应急物资分配更加规范、合理。

第六章　应急物资配送与优化

应急物资配送是一线物资保障工作中的重要一环,医疗机构应制订合理的发放计划,设计科学的配送模式,强化科室复检,做好问题产品召回管理。同时,医疗机构还需快速、准确地获取应急物资配送各环节的信息,根据科室的信息反馈调整应急物资配送计划,实现合理分配、精准发放,避免浪费,提高院内物资配送管理水平。

第一节　应急物资发放计划

一、发放原则

(一)分级分区,科学规范

重大传染病疫情期间,物资保障组应会同相关领域专家制定不同科室医护人员物资使用规范,实行分级分区防护,并及时将物资发放到医护人员手中,保障医护人员安全。

(二)及时到位,避免恐慌

应急物资是保护医务人员的屏障,在疫情期间,由于物资短缺、对传染病认识不足等原因,易出现人员恐慌、过度防护等问题,但无论物资短缺是否充足,都应保证应急物资第一时间发放到医护人员手中。

(三)结合库存,总量控制

应急物资的发放需要全面统筹、精准调拨、结合库存、总量控制,按照"统一管理、统一调配、突出重点"的总体要求,由物资保障组统一调配,科学制订发放计划。

(四)以岗定量,精准发放

应急物资发放应根据疫情发展状况、在岗人员密度、人员工作性质等及时动态调整应急物资发放配比及数量。

二、制定物资使用标准

在重大传染病疫情期间,应急物资适用评估专家组应针对不同科室人员物资使用情况,制定物资使用标准。预检门诊、发热门诊、隔离留观病区(房)、隔离病区(房)和隔离重症监护病区(房)须实行分级分区防护。以新型冠状病毒肺炎防护用品使用为例,医疗机构可根据《新冠病毒感染的肺炎防控常见防护用品使用范围指引》(国卫办75号)等文件针对医务人员分区、分级、分岗位防护要求,结合疫情防控实际情况及感染风险评估,确定防护用品发放区域、具体科室使用要求,如表6.1、表6.2所示。

表6.1　常见防护用品使用范围划分

物品名称	使用指引
医用外科口罩	预检分诊、发热门诊及全院诊疗区域应当使用,须正确佩戴。污染或潮湿时随时更换
医用防护口罩	原则上在发热门诊、隔离留观病区(房)、隔离病区(房)和隔离重症监护病区(房)等区域,以及进行采集呼吸道标本、气管插管、气管切开、无创通气、吸痰等可能产生气溶胶的操作时使用。一般每4小时更换,污染或潮湿时随时更换。其他区域和在其他区域的诊疗操作,原则上不使用
乳胶检查手套	在预检分诊、发热门诊、隔离留观病区(房)、隔离病区(房)和隔离重症监护病区(房)等区域使用,但须正确穿戴和脱摘,注意及时更换手套。禁止戴手套离开诊疗区域。戴手套不能取代手卫生
速干手消毒剂	医务人员诊疗操作过程中,手部未见明显污染物时使用,全院均应当使用。预检分诊、发热门诊、隔离留观病区(房)、隔离病区(房)和隔离重症监护病区(房)必须配备及使用
护目镜	在隔离留观病区(房)、隔离病区(房)和隔离重症监护病区(房)等区域,以及采集呼吸道标本、气管插管、气管切开、无创通气、吸痰等可能出现血液、体液和分泌物等喷溅操作时使用。禁止戴着护目镜离开上述区域。如护目镜为可重复使用的,应当消毒后再复用。其他区域和在其他区域的诊疗操作原则上不使用护目镜
防护面罩/防护面屏	诊疗操作中可能发生血液、体液和分泌物等喷溅时使用。如为可重复使用的,使用后应当消毒方可再用;如为一次性使用的,不得重复使用。护目镜和防护面罩/防护面屏不需要同时使用。禁止戴着防护面罩/防护面屏离开诊疗区域

续表

物品名称	使用指引
隔离衣	预检分诊、发热门诊使用普通隔离衣,隔离留观病区(房)、隔离病区(房)和隔离重症监护病区(房)使用防渗一次性隔离衣,其他科室或区域根据是否接触患者使用。一次性隔离衣不得重复使用。如使用可复用的隔离衣,使用后按规定消毒后方可再用。禁止穿着隔离衣离开上述区域
防护服	在隔离留观病区(房)、隔离病区(房)和隔离重症监护病区(房)区域使用。防护服不得重复使用。禁止戴着医用防护口罩和穿着防护服离开上述区域。其他区域和在其他区域的诊疗操作原则上不使用防护服

表6.2　医护人员分级分区防护要求

工作场所	手卫生	工作服	工作帽	外科口罩	医用防护口罩	防护眼镜/面罩	乳胶检查手套	隔离衣	防护服	鞋套
普通门诊	√	√	√	√						
急诊	√	√	√		√	√	√	√(必要时)		
普通住院病区	√	√	√	√						
预检门诊	√	√	√	√	√(必要时)	√(必要时)	√(直接接触时)	√		
病区、门诊护送疑似感染患者到发热门诊或隔离病房	√	√	√	√	√	√(必要时)	√	√		√
发热门诊	√	√	√		√	√	√	√		√
隔离留观室或隔离病区	√	√	√		√	√	√(双层)		√	√(长筒)

三、 核定科室发放计划

如何确定应急物资发放计划是一个在多目标、多种类、多方式等条件约束下的综合性问题,应急物资发放计划需要根据不同发放目的(如发放时间最短、发放成本最小等),结合库存量、物资种类、科室数量、科室需求等因素,合理制订分阶段需求计划,提高应急物资配置的科学性。

(一)计划编制周期

计划编制应结合库存量在应急物资紧缺期进行,建议严格核定发放,优先保障重点科室的使用,编制周期应结合库存量多少缩至最短(如一日一制);在物资库存相对宽松时,以努力保障临床医护人员安全为主,适当调高发放比例,编制周期可适当放宽(如三日一制或一周一制)。

(二)需求计划申报

为了保障应急物资发放精确到岗、精确到人、发放到位,可由使用科室填报需求计划,包括每日医生上岗人次、护士上岗人次、管理人员上岗人次、重点岗位上岗人次等数据。同时,应开通防护物资申领绿色通道,以应对突发状况。

(三)需求计划审核

医务处、护理部、院办公室、总务处分别核定上报的医生、护士、管理人员上岗人次,院感办核定应急物资发放种类和比例,物资保障部门核定应急物资库存量及发放总量。在物资紧缺期间,应加强对防护物资审核发放的管理,在物资极度紧缺的情况下要优先保障重点科室的使用,如表6.3所示。

表6.3 某医疗机构应急物资需求计划审核内容

序 号	科 室	审核内容
1	医务处	医生上岗人次
2	护理部	护士上岗人次
3	院办公室、总务处	管理人员上岗人次
4	院感办	发放比例、发放标准
5	物资保障部门	库存量、发放总量
……	……	……

第二节　应急物资配送模式设计

一、传统配送模式

传统院内耗材配送模式以科室请领为主。临床护理人员定期完成科室库盘点，发起物资请领需求，自行前往中心库房领用物资。传统配送模式工作效率较低，临床护理及库房管理人员均需投入大量时间和精力处理物资盘点及请领工作。尤其是在应急物资配送方面，传统物资管理模式存在信息滞后、配送响应不及时、物资发放秩序紊乱等一系列问题。同时，库房人员聚集也存在一定的安全风险，不利于防护工作开展。

二、加工补货模式

考虑到传统配送模式的弊端，医疗机构应变被动为主动，化整为零，有计划、有效率地进行主动服务。结合各科室的分类需求，实行分类加工，设计科室定数包，定数补货，科学配送。

（一）应急物资加工

在突发重大传染病期间，应急物资紧缺，整件包装物资不利于精细化分配、调拨及配送。应在不破坏其最小无菌包装的前提下，对整件应急物资进行再加工，主要分为应急包加工和定数包加工两种方式。

1. 应急包加工

根据科室防护等级及常见防护物资使用范围的不同，为方便物资配送，可将常见防护物资加工成不同类别的应急包。以某医疗机构新型冠状肺炎疫情期间加工配送的应急包为例，该医疗机构设置三种类别的应急包，如表6.4所示。

表6.4　某医疗机构应急物资常用应急包种类

应急包类别	防护用品
三类	防护服、隔离衣、N95口罩、面屏或护目镜（必要时配备全面型呼吸防护器或正压式头套）、靴套、乳胶检查手套、一次性帽子等
二类	隔离衣、KN95或N95口罩、面屏或护目镜、靴套或鞋套、乳胶检查手套、一次性帽子等
一类	医用外科口罩、乳胶检查手套、一次性帽子等

2. 定数包加工

常用应急物资如一次性医用口罩、一次性帽子、乳胶检查手套等可根据科室历史消耗数据加工成不同规格的定数包，以定数包形式发放，从而提高配送效率。

（二）应急物资出库

1. 系统出库

为提高应急物资出库及配送管理水平，医疗机构可通过信息管理系统对应急物资进行分区管理，如社会捐赠区、政府调拨区、自购物资区。库房人员根据需求计划完成不同货区拣货任务，并在系统上选定相应库房、出库科室、定数包规格、数量等信息，进行系统出库操作。最后，利用系统自动打印应急包、定数包条码及推送单，完成物资系统出库，应急物资系统出库记录详见图6.1。

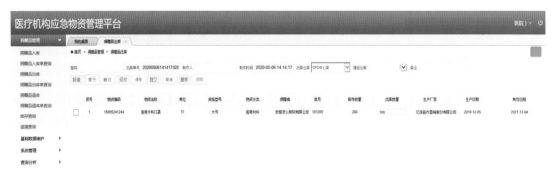

图6.1　应急物资系统出库记录

2. 院内主动推送

为降低人员聚集领取物资可能存在的感染风险,应急物资配送应采用主动推送模式,根据各科室楼层分布、物资需求、紧急程度等信息确定补货任务排程。待拣货加工完成后,由配送人员主动配送至各科室二级库。

(三)配送路径设计

突发重大传染病期间,医疗机构需严格进行"三区"划分:清洁区、半污染区、污染区,设置有效的隔离屏障,严格执行从清洁区到污染区的防护流程,人流、物流不得逆流。应急物资配送应设置相应配送路径及清洁通道,并进行严格清洁消毒。

1. 隔离病区(房)、隔离重症监护病区(房)配送路径设计

以某医疗机构为例,自疫情发生以来,其根据各院区总体布局,对患者、医护人员、应急物资进行了分区管理,划分专用患者通道、应急物资流通通道。感染病院区院内分区分流图详见图6.2。

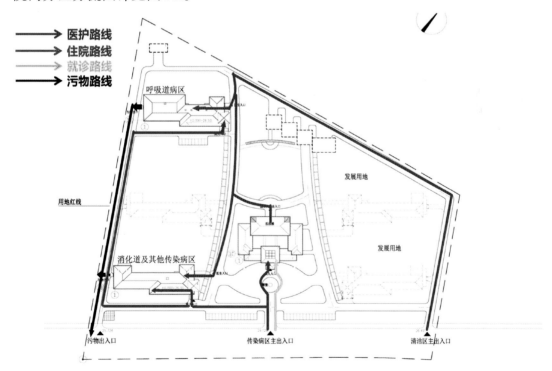

图6.2 院区内分区分流图

确诊或疑似患者通过专门的住院路线乘患者专用电梯至相应病房,进行就诊。库房人员通过专用配送通道从洁净通道进入各诊疗区域,乘洁净电梯至各楼层完成配送工作。

同时,每一层收治传染病患者的病房都设计了"3区2带2通道",即污染物、半污染区、缓冲区、清洁区、患者通道、物资专用通道。严格遵循洁污分离,将交叉感染的风险降到最低。临床所需耗材清点完毕后,送至半污染区缓冲区门口,由半污染区人员转移至污染区缓冲区门口。污染区内护士自行在缓冲区另一端取走。病区内人流、应急物资流通路径如图6.3所示。

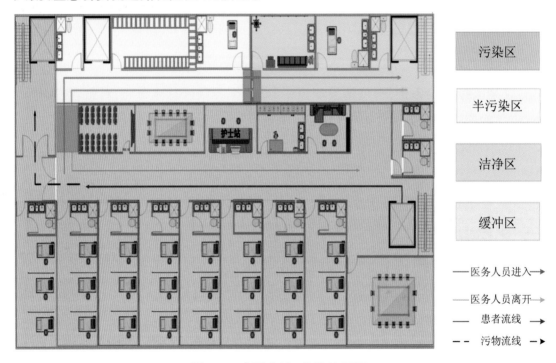

污染区

半污染区

洁净区

缓冲区

—— 医务人员进入 →
—— 医务人员离开 →
—— 患者流线 →
- - 污物流线 →

图6.3 病区人流、物资流通图

2. 普通病房配送

未收治传染病患者的普通病房、门诊、医技科室,由SPD库房工作人员根据科室补货紧急性、所属区域、分布楼层,对科室补货任务进行排程,依次完成物资的出库。

SPD库房工作人员通过院内物资配送通道,乘专用物资转运电梯,进入科室办公区,将物资配送至科室库库房,在科室库完成扫码上架及动态库存盘点工作。科室指定专人负责物资的清点交接工作。

（四）配送防护措施

1. 配送人员防护

参与科室物资配送的工作人员需根据工作环境的不同,采取不同程度的配送防护措施。

（1）隔离病区(房)和隔离重症监护病区(房)配送防护。

为隔离病区(房)和隔离重症监护病区(房)配送物资的工作人员,需在每日上班前,经手消毒后,更换专用工作服,穿戴一次性工作帽、一次性手套、一次性鞋套、医用防护口罩、防护面屏或护目镜。

配送时,将应急物资配送至病区清洁区,在清洁区门口完成物资的清点及交接工作,由科室医护人员自行将物资从清洁区转移至半污染区缓冲间。污染区内医护人员从缓冲间将物资取入污染区使用。

配送人员返回库房时,在库房门口,将护目镜放入回收箱消毒备用,正确摘去鞋套,口罩丢入医疗垃圾回收桶,及时进行手部清洁及手部消毒。

（2）普通病区配送防护。

普通病房配送物资的工作人员,需在每日上班前,进行双手消毒后,更换专用工作服,穿戴一次性工作帽、一次性手套、一次性鞋套、医用外科口罩。

物资由配送人员配送至科室库库房,在科室库库房完成上架工作,与科室护士长清点、交接后,返回中心库房。配送人员在中心库房门口,正确摘去鞋套,丢入医疗垃圾回收桶,并及时进行手部清洁及手部消毒。

2. 配送工具清洁、消毒

（1）配送车消毒。完成病区配送工作返回库房时,需在库房外用含氯消毒水对车轮进行喷雾消毒,擦拭配送车面板及扶手。

（2）配送箱消毒。完成病区配送工作返回库房时,需在库房外用含氯消毒湿巾擦拭配送箱外侧及内侧,用含氯消毒水消毒配送箱盖。

（3）库房消毒。配送工作结束后,需对库房进行全面消毒,清洁地面并用含氯消毒水拖地,用75%的酒精擦拭加工台、货架、电脑、PDA等作业工具。对库房人员工作服、防护物资等进行紫外线消毒。

第三节　应急物资复检与召回

一、　科室复检

医疗机构接收的应急物资,渠道多样、品种繁多、包装不一,存在部分产品缺少质量检测合格证明以及其他相关检验证书的情况。另外,包装及使用说明为外文的海外捐赠物资,更是在识别、鉴定方面增加了难度。

医疗机构应在接收应急物资及验收时通过对外观包装的识别、抽检内部实物等方式完成初检。对于社会捐赠物资和政府调拨物资,医疗机构必须增加科室复检环节,应急物资首次发放至科室时,接收科室须对产品质量、防护效果及功能进行复检,以确保科室使用的物资质量合格、安全有效。

二、　复检流程

(1) 科室复检由SPD服务中心的物资拣货环节发起,库房内某品牌的物资已经消耗殆尽,应急物资管理系统自动启用系统中的另一品牌同类物资。

(2) 物资系统将针对应急物资品牌信息更新,在拣货单中立即生成新品牌物资的复检提醒。

(3) 在日常拣货过程中,拣货员、配送员均可在作业过程中注意到新品牌的系统引入提醒。

(4) 物资配送至科室后,由科室负责参与该应急物资的复检工作,并将复检意见实时记录在信息系统中。

(5) 产品复检信息的来源不限于单个科室,而是汇集多个科室首次接收的复检结果,生成复检报告。

(6) 物资复检合格率达到100%视为复检通过,否则需重新提交应急物资适用评估专家组再次鉴定,若鉴定不合格,立即召回,如图6.4所示。

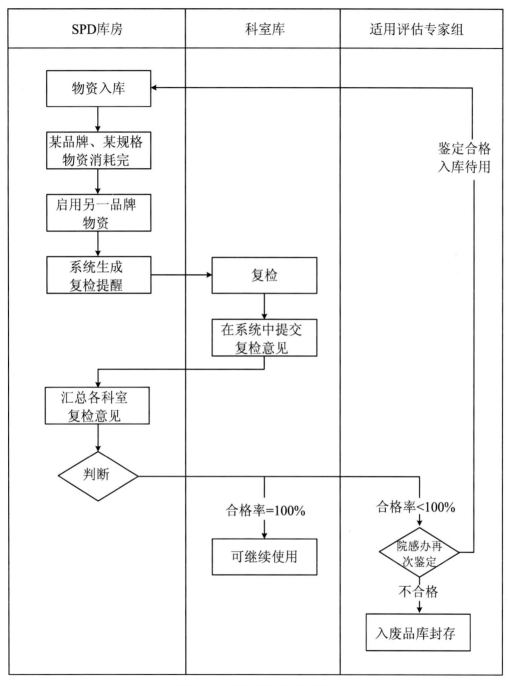

图6.4 科室物资复检流程

三、 物资召回

产品召回是指在临床使用过程中发现已接收应急物资存在质量缺陷等问题且经适用评估组再次鉴定确定为不合格产品进行及时召回,并与库内未发放物资一并封存的过程。针对疫情期间发生的物资质量问题,其召回流程较常规物资召回更为严格,如图6.5所示。

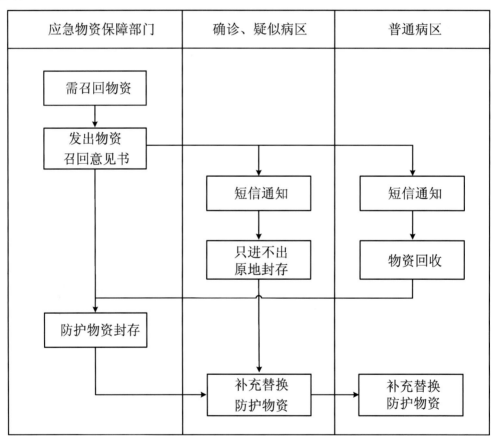

图6.5 科室物资召回流程

1. 针对一般性治疗科室

(1)应急物资保障组向召回物资的科室发出产品召回通知书。

(2)科室停止召回物资内部发放并集中存放。

(3)物资保障组进行各科室物资回收并补充替换物资。

2. 针对发热病房、重症、呼吸等高风险科室

根据只进不出原则,召回物资,停止发放,原地封存。同时补充替换物资,确保科室人员的安全防护。

第四节　应急物资配送服务优化

一、　配送服务质量调研

(一)调研目标

为充分掌握科室应急物资使用及存储的实际情况,可设计不同维度的线上调查问卷,获取科室自身储备状况、物资紧缺程度、急需品种意向、科室个性化需求、排班及上岗情况等信息,优化物资配送流程,提高物资配送精准度。

(二)多维度调研

1. 调研方式

利用微信或钉钉等网络工具建立调研群组,定期在群内发布调查问卷,也可通过问卷星平台对各科室应急物资需求信息进行调研汇总,如图6.6所示。

2. 调研维度

科室问卷调研主要从应急物资配送情况、科室应急物资储备情况、科室应急物资使用情况三个方面进行调研:

(1)应急物资配送情况满意度调查。为了解科室对配送工作的满意度,如配送物资是否能满足科室需求,是否需要调整配送频率等问题,可设计如下调查问卷,如表6.5所示。

3月第三周 医院在岗情况及口罩等防护物资需求上报表

大家一起来参与吧

*1. 姓名

*2. 电话

*3. 片区和科室

*4. 每周医生（医技）总人数：按一周的人次总量

*5. 每周护理人员上岗总人数：按一周的人次总量

*6. 每周**保洁人员上岗**总人数：按一周的人次总量

*7. 每周**保安人员上岗**总人数：按一周的人次总量

*8. **一次性帽子**每周需求量

*9. **无菌手套**每周需求量

*10. **非灭菌橡胶手套**每周需求量

提交

举报

☆ 问卷星 提供技术支持

图6.6 发布问卷星调查问卷

表6.5　应急物资配送的满意度调查

填表科室：

填表人：		联系电话：	
序号	问题	选项（打钩）	其他
1	您认为目前一周两次的应急物资配送是否及时？	很及时□;比较及时□; 不太及时□;非常不及时□	
2	目前您对配送的口罩（如:外科口罩）数量是否满意？	满意□;比较满意□; 一般□;不满意□	
3	您对目前物资配送的形式是否满意？	满意□;比较满意□; 一般□;不满意□	
4	您认为目前的配送频率是否应该调整？	应该□;不应该□	
5	您认为目前的配送频率应如何调整？	每日配送□;一周一次□; 一周两次□	
6	您对目前的配送工作有何意见和建议？		

（2）科室应急物资储备情况调查。为了解科室物资的储备情况,及时协助科室调整库内物资储备,可设计如下调查问卷,如表6.6所示。

表6.6　科室应急物资储备情况调查

科室应急物资储备情况调查			
填表科室：			
填表人：		联系电话：	
序号	问题	选项（打钩）	其他
1	请描述目前您科室的总体物资储备情况	不紧缺□;比较紧缺□;非常紧缺□	
2	医用外科口罩	不紧缺□;比较紧缺□;非常紧缺□	
3	医用防护口罩	不紧缺□;比较紧缺□;非常紧缺□	
4	一次性医用帽子	不紧缺□;比较紧缺□;非常紧缺□	
5	乳胶检查手套	不紧缺□;比较紧缺□;非常紧缺□	
6	防护服	不紧缺□;比较紧缺□;非常紧缺□	
7	隔离衣	不紧缺□;比较紧缺□;非常紧缺□	
8	护目镜	不紧缺□;比较紧缺□;非常紧缺□	
9	一次性鞋套	不紧缺□;比较紧缺□;非常紧缺□	
10	当您科室有临时增加的防护物资需求申请时,是否能得到及时回应？	及时□;一般□;不及时□	

（3）科室应急物资使用情况调查。为了解科室应急物资的使用情况,如通过何种形式使用,分配是否合理,可设计如下问卷,以便于指导科室进行物资分配,如表6.7所示。

表6.7　科室应急物资使用情况调查

填表科室:

填表人:		联系电话:	
序号	问题	选项（打勾）	其他
1	请描述目前您科室应急物资的总体使用情况	合理□;较为合理□;不合理□	
2	您科室收到应急物资后,如何进行存储?	直接发放□;与科室耗材一同存放□;专门设应急物资存放区□	
3	您科室如何统计应急物资需求量?	按照钉钉排班情况统计□;个人自行申报□;平均发放□	
4	您科室收到应急物资后,如何使用?	按需应发尽发,发完为止□;平均分摊保证人均持有□;适度存储,以备后用□;其他□	
5	您对于科室应急物资使用有何意见或建议?		

二、 配送服务优化

（一）配送量及配送频次优化

突发重大传染病疫情期间,为保障应急物资及时配送、合理发放,应建立科学、有序的配送发放原则。根据中心库物资库存情况及科室库物资库存情况,对科室计划需求进行配送量优化,避免因科室请领过量造成的物资占用或分配不均,提高物资发放的准确性及利用率。同时,根据库存情况调整发放频次,在库存紧张时,减少单次发放数量,加大配送频次;在库存适度宽松时,适当增大单次发放数量减少配送频次,提高科室使用监管水平。

(二)配送模式优化

突发重大传染病疫情期间,可通过应急物资分包加工、共享调配两种方式对医疗机构内应急物资配送服务进行优化。

(1)分包加工,即将整件物资进行拆箱,提前分包加工成小包装,根据不同需求,进行精准、快速配送。

(2)共享调配,指在应急物资库存不能满足紧急救治情况下,通过调研各科室物资储备情况,了解各科室不同物资库存量,建立各科室库的院内共享调配模式,精准地进行科室间物资的相互调配,形成"全院一盘棋、一个库"的概念。

依托应急物资的分包加工和共享调配,可以灵活多变地满足应急物资使用需求,有效地在物资匮乏的情况下为应急物资管理工作减轻负担,提高应急物资保障组的精细化管理水平。

第七章　信息公开与监督

在突发重大传染病期间,医疗机构应急物资保障组应指定专人与上级应急指挥管理部门、院内各级物资使用部门保持密切联系,具体负责疫情期间应急物资相关信息的收集、汇总,及时、主动报告应急物资发放情况,并联合相关部门对使用情况进行监督。

第一节 信息公开

一、 公开机制

(一)遵循"及时、准确、持续、透明"的信息公开原则

及时报送应急物资需求、供应和使用信息,客观准确地反映疫情期间各部门、各科室应急物资的实际使用情况;通过持续不断地报送物资需求,形成应急物资供需匹配信息链,确保应急物资保障工作有序、高效进行。

(二)建立信息日报、周报制度,做好应急物资信息报告和发布工作

通过设计信息发布制度,建立逐级汇报程序,规范各层级应急物资的信息通报制度,明确应急物资信息的界定和分类、各层级报告的时间限制;完善信息披露制度,确保信息披露的及时化、制度化、规范化、透明化,保证信息公开机制落实到位。

二、 公开渠道

为增加应急物资保障工作的公平性和透明度,落实信息公开制度,在应急物资保障过程中需采取多种形式,通过多种途径对应急物资信息进行公布。

(一)院内公开

1. 内部工作群

建立院内应急物资保障工作群,对群成员采取实名制管理。利用OA办公系统、钉钉、微信等信息平台进行应急物资保障工作的信息发布、提醒、沟通、汇报等。

2. 每日疫情防控例会

为贯彻落实各级疫情防控指示精神和疫情防控安排部署,医疗机构应每日召开院疫情防控工作领导小组例会。物资保障组应在疫情防控例会上通报疫情应急物资的库存情况、发放数量、分配去向等,并将待发放物资的库存情况向院疫情防控工作领导小组通报,确保物资使用公正、透明、规范。

3. 医疗机构办公例会

疫情期间,医疗机构可采取线上线下相结合的方式召开办公例会,通报院内疫情防控、物资保障、新闻发布、信息上报等工作。物资保障组应及时汇总梳理物资保障工作进展及亟待解决的问题,并在办公例会上进行汇报,做到有记录、有安排、有内容。同时,根据会议要求落实下一步物资保障工作,不断完善各项举措。

(二)院外公开

疫情期间,政府调拨及社会捐赠是医疗机构应急物资的重要来源。为确保该类物资使用公开、透明、高效,医疗机构应实行全过程的信息公开,对物资接收、发放、使用等各个流程和环节都尽可能做到公开透明,让每一笔物资的使用都可追溯、可查询,实现"阳光接收、阳光使用"。

三、 公开内容

医疗机构可根据应急物资来源的不同、信息公开程度的不同,结合其实际情况,分别制定信息公开表单,可分为以下几种:

(一)社会捐赠物资信息

社会捐赠物资信息可从捐赠接受、出库盘存、发放明细等多维度进行公开,主要公示内容包括捐赠时间、捐赠人或单位、物资类别、物资名称、入库数、出库数、结存、领用科室等信息,如表7.1、表7.2、表7.3所示。

表 7.1　社会捐赠物资接受与发放公示表

序号	捐赠时间	捐赠人或单位	物资名称	规格型号	接受数量	发放数量	结存数量
1	2020年2月1日	××	医用外科口罩	—	—	—	—
2	2020年2月1日	××	N95口罩	—	—	—	—
3	2020年2月1日	××	乳胶检查手套	—	—	—	—
……	……	……	……	—	—	—	—

表 7.2　社会捐赠物资每日盘存表

序号	类别	物资名称	入库量	出库量	累计出库	结存
1	医用防护口罩	—	—	—	—	—
2	医用外科口罩	—	—	—	—	—
3	医用防护服	—	—	—	—	—
……	……	—	—	—	—	—

表 7.3　社会捐赠物资每日发放明细表

序号	物资名称	捐赠人或单位	出库量	领用科室
1	医用防护口罩	—	—	—
2	医用外科口罩	—	—	—
3	医用防护服	—	—	—
……	……	—	—	—

（二）应急物资汇总信息

物资保障组须针对不同来源的应急物资进行汇总,定期发布应急物资入库、出库盘存、发放明细等情况,如表7.4所示。

表7.4　应急物资信息汇总表

序号	物资类别	自购物资			政府调拨物资			社会捐赠物资		
		入库量	出库量	结存	入库量	出库量	结存	入库量	出库量	结存
1	医用防护口罩	—	—	—	—	—	—	—	—	—
2	医用外科口罩	—	—	—	—	—	—	—	—	—
3	医用防护服	—	—	—	—	—	—	—	—	—
……	……	—	—	—	—	—	—	—	—	—

第二节　信息监督

一、内部监督

医疗机构应坚持贯彻上级疫情防控工作领导小组部署要求,有效推进疫情防控监督工作,协调纪检、审计、计财等部门提前介入应急物资管理,严格按照内控要求完善相关流程,建立院内监督检查机制。

(一)双向确认

医疗机构须对来源为社会捐赠的应急物资实行双向确认,社会捐赠方事先联系社会捐赠组,由社会捐赠组负责捐赠信息登记及到货确认,物资保障组通过实物验收对社会捐赠信息进行再复核,确保信息的完整性、准确性。

（二）多重监督

物资保障组负责制定包含应急物资采购、接收、发放、调配等相关信息的表单，以书面形式报送医疗机构内部相关审查部门和防控领导组，审查部门和防控领导组的负责人对表单内容进行审核确认以形成多重监督体制，增强监督力度。

（三）审计、纪检监察

审计部门定期开展应急物资审计工作，根据要求适时公开督查和审计结果；监督捐赠物资的管理及使用情况，对违规行为依据相关规定予以查处。

纪检部门将疫情期间应急物资的采购、接收、发放、调配等情况纳入重点监督清单；制定重点应急物资动态监督、纪检线上巡察等工作制度，并提出监督意见，切实增强监督工作的针对性，在保证临床物资供应的前提下确保应急物资使用规范、高效、公开、透明。

二、　外部监督

医疗机构应对外公开信息，接受社会各界监督。医疗机构在及时上报应急物资接收信息、接受上级卫生部门监督的同时，应强化对社会捐赠款物资使用和管理情况的监督，建立信息定期披露机制，主动公开社会捐赠物资的来源、数量、种类、捐赠者意愿以及分配去向、用途、数额和使用结果等信息，及时回应社会关切，接受社会监督，确保所有捐赠物资廉洁、高效地流转及使用。

第八章 应急物资保障能力评价及改进

应急物资保障是一项复杂的系统工程。应急物资保障能力涉及组织协调能力、物资管理能力、信息管理能力等多个方面。医疗机构是防控重大传染病疫情的主战场,在突发事件日益频繁的今天,医疗机构应急物资管理能力仍然有待提高。

第一节　组织协调能力评价及改进

突发重大传染病疫情因传播范围广、传播速度快、影响和危害性大等特征,致使应急物资保障工作难度增大,某个部门或单位难以独立应对。突发重大传染病疫情的应急物资保障既需要行政职能部门内部的协调联动,也需要与临床一线科室之间的协调联动,全面整合应急资源,凝聚防控应急合力,形成医疗机构协同应对的局面。

一、　健全应急物资准备制度,完善应急预案

应急准备是有效应对重大传染病疫情,最大限度地减少疫情造成的影响与损失的基础。应急预案作为应急管理的重要组成部分,是充分体现"打有准备仗"的重要标志,是针对可能会发生的重大传染病疫情所做出的一系列用于应急准备、应急行动的指导性文件,能有效地动员各方面的力量投入到应急防控工作中。医疗机构在完善应急准备的过程中,除了应收集参考各项应急处置预案及专项处置预案外,更应注重结合自身情况,制定符合本医疗机构处置要求的应急预案或流程,并通过情景模拟演练,不断对预案进行修正,提升其针对性和可操作性。同时,要明确应急管理部门的职责与权力,建立相关应急联络制度,定期沟通,分享交流,建立一体化应急物资保障体系,完善日常管理、应急联动和事后评估等工作机制,实现资源互补。

二、　健全应急物资保障体系,强化应急统筹

应急物资保障体系建设应与医疗机构整体应急体系建设总体目标保持一致,成立疫情防控工作领导小组,实行集中统一领导,坚持"全医疗机构一盘棋",充分发挥协调作用,推动各项防控措施有力有序开展。基于医疗机构各部门职能和基础条

件,构建一元化的应急物资保障体系,具体包括医院人力、物力、领导组织、信息传播等多方面的准备策略,形成应急物资保障网络,在清晰的应急物资保障体系指导下,明确职责分工,做到指令清晰、系统有序、条块畅达、执行有力,精准解决疫情第一线问题,确保物资保障应急工作有条不紊,沿着正确的方向高效开展。

随着我国经济社会的发展,各类突发事件频繁发生,公共卫生突发事件防控难度越来越大,社会安全方面既面临传统安全的威胁,也面临非传统安全的挑战,而且各类突发事件的关联性越来越强,单一事件往往会对多领域、多地区造成影响,应急保障工作将会面临更高的要求、更大的挑战,现有的应急物资保障体系还不能很好地适应应急管理工作的新形势、新要求,需要在总结以往应急保障经验的基础上,进一步提高预防和处置重大疫情的综合能力,逐步丰富、完善应急预案。相关应急响应部门及组织要做到快速反应、统一指挥、高效协作,才能有效应对瞬息万变的状况。

第二节　物资管理能力评价及改进

应急物资的需求分析、采购筹措、发放配送是应急物资保障能力的重要体现。应急物资保障的顺利运行可以为应急物资的供应、筹措、发放等提供保障,最终达到将应急物资以最简洁的流程、最快捷的方式送达目的地。

一、　科学分析物资需求

在重大传染病疫情发生时,所需应急物资具有多样性,这就需要合理分析、调查并预测所需应急物资的适用类型,从而保障应急物资的合理筹集和采购。医疗机构应根据传染病的不同类型和具体特点,科学分析应急物资需求,通过对需求范围、需求对象、需求时段,以及各部门的实际情况进行分析,综合判断各部门的应急物资需求,构建完整的应急物资需求保障机制。

在疫情发生之初,医疗机构应进行物资需求预测,主要包括物资种类和物资数量的预测两个方面。首先对人员进行分类,划分防护等级,确定每一级防护物资的类型;其次,根据每一类人员的数量,每一类型防护物资的更换频次和疫情可能的蔓延范围、持续时间来预测应急物资在一定使用周期内的投入数量。

在需求预测的基础上进一步提升需求分析的科学性:

首先,根据"先急后缓,保证重点"的原则,建立健全应急物资储备目录,并在此基础上根据应急保障工作的需要,及时更新、修订有关应急物资的储备目录,动态监测应急物资的需求。

其次,加强相关部门的协作,各部门之间相互沟通、配合,全面、动态地把握应急物资的需求,最终确保应急物资的供应落到实处。

最后,完善统计报告制度。在对应急物资需求进行准确分析的提前下,精确、全面地记录应急物资的存储和使用情况,并定期向上级汇报。

二、　多渠道筹措应急物资

应急物资筹措的目的是为了保证应急物资的有效存储,在重大疫情发生时确保应急防控工作可以得到初步保障。应急物资的采购筹措应综合考虑重大传染病疫情发生的特性,以及应急物资属性、可操作性和经济性等因素,形成多种方式的应急物资筹措体系。

在科学分析防控物资需求的基础上,通过紧急临时采购、政府调拨及社会捐赠三大渠道实现防控应急物资的筹措,以确保渠道的多样性。鉴于应急物资是针对突发事件而使用的物资,它的筹集势必具有一定的强制性和社会性,政府调拨及社会捐赠体现了政府与社会共同参与应急物资筹措。在紧急临时采购时,医疗机构应根据应急物资的分类特点采用不同的采购方式,实行不同形式的医疗卫生应急物资储备,如对于使用频率高的显性消耗物资可适量采购并储备;对于有效期短、储备数量大、市场供应充足的应急物资,可委托供应商、生产厂家保持一定量的储备,并保证一定的产能储备。

三、 合理安排物资发放

在重大传染病疫情的不同阶段,医疗机构需要根据应急物资的储备、采购及使用情况,以及各部门、各科室防控范围的不同程度,合理安排物资发放。

疫情期间,为保障临床一线防控物资的供应,医疗机构应制定应急物资发放细则,在保障重点部门物资供应的基础上,及时、准确地为临床一线提供应急物资。

首先,实行分级分区防护,按照"统一管理、统一调配、突出重点"的总体要求,防控物资由应急物资保障组统一调配,根据轻重缓急、人员类别、重点程度等情况进行调配和发放。

其次,实行物资发放动态调整。本着杜绝浪费的原则,根据疫情发展情况,结合实际上岗情况、人员密度,动态调整应急物资发放标准。

再次,实行分区配送管理。为保障应急物资能够及时、高效、安全地调运到物资急需地,医疗机构应对内部应急物资配送进行相应的配送区分,对确诊病人、疑似病人、医护人员进行分区管理,针对疫情隔离留观病区(房)、隔离病区(房)和隔离重症监护病区(房)、普通病房实行不同的配送方式。

最后,实行发放质量追踪。通过电子问卷调查等手段,及时了解各科室应急物资使用实际情况,综合考量反馈的关于物资储备状况、紧缺程度、急需品种意向、个体化需求、排班及上岗的情况走势等多方面因素,优化应急物资的发放及配送工作。

应急物资保障能力的不断提升促进了应急物资保障的科学化水平的不断提升。医疗机构应通过应急物资需求预测、重大疫情风险评估、典型场景分析等方法,建立重大疫情与所需物资的关系、基准应急保障等模型,为疫情期间的应急物资保障提供决策支持。此外,针对不同级别的危机,医疗机构应落实应急医疗物资储备制度,保持相应规模的医疗物资储备,确保平时保障与应急保障的顺利切换,针对疫情期间应急物资可能存在的"峰值需求",将储备、采购、使用等环节有效统一起来,形成动态的储备体系,并通过多种举措不断优化各类应急物资保障结构,实行动态管理。

第三节　信息管理能力评价及改进

信息管理是支持应急物资保障工作得以顺利进行的重要因素,从管理内容来看,主要包括信息技术管理与信息资源管理。

一、　信息技术管理

医疗机构应利用现代化信息系统,搭建信息平台,实行应急物资管理及统一分配,实现物资从筹措、入库到发放等环节的全流程信息化管理。通过信息系统可实时查询医疗机构各院区应急物资的储备情况;利用系统移库功能实现跨院区应急物资的及时调拨,提高库存管理工作效率;通过对应急保障物资等数据的梳理、入库,有序、高效地保障各类物资的调动和分配。在紧急情况下,医疗机构高效、准确地对采集的大量数据进行综合分析,将有助于信息监测预警,提升医疗机构的指挥决策水平和行动决策能力。

二、　信息资源管理

应急物资保障需要依托完整、严格的信息管理制度,通过对信息的采集、汇总、分析、呈现进行系统化管理和分工,保证疫情期间应急物资相关信息能够迅速地汇总完成,提高应急物资供需匹配度,形成准确、直观、可供参考的信息辅助报告。信息资源管理涵盖信息公开和信息监督两大方面。其中信息公开包括信息报送原则的制定、信息公开制度的规范以及信息公开方式等内容,通过信息共享促进上下游协同运作;信息监督主要指医疗机构内外的监督检查机制,包括医疗机构内部纪检、审计、计财等部门的监督以及主管部门和社会公众的监督,高效、精准的信息及资源管理将助力应急防控领导小组及时、有效地把控疫情防控相关政策和程序,进而促成良好的疫情防控环境的建立。

由于应急信息涉及面广、时效性强，且传递载体多样，因此在梳理各类应急信息功能与传递流程的基础上，建立统一的应急物资信息管理系统及各项规章制度十分必要。及时、准确地掌握信息是医疗机构开展决策的关键，医疗机构应不断加强信息管理，增强形势判断的准确性，这也有利于应急物资保障体系各参与方的共同协作。

重大传染病疫情的危害和影响范围广泛，疫情一旦发生，往往会对社会公众的健康和安全构成威胁，并在一定程度上影响到经济的发展、社会的稳定乃至整个国家的安全。应急物资是应对安全风险的有力"武器"，在应对重大疫情的实践工作中，医疗机构既要立足当前，科学、精准地打赢疫情防控阻击战，更要放眼长远，总结经验、吸取教训，做到以小见大、见微知著，不断完善应急物资保障工作体系，搭建安全屏障，积极推进我国应急管理体系和能力的现代化。

附　　录

附录一　关于加强卫生应急工作规范化建设的指导意见

附录二　突发事件卫生应急预案管理办法

附录三　医疗机构医用耗材管理办法（试行）

附录四　新型冠状病毒感染的肺炎防控中常见医用防护用品使用范围
　　　　指引（试行）

附录五　国家卫生健康委办公厅关于加强疫情期间医用防护用品管理
　　　　工作的通知

附录六　国家卫生健康委办公厅关于进一步加强疫情防控期间医务
　　　　人员防护工作的通知

附录七　新型冠状病毒感染的肺炎诊疗方案(试行第七版)

附录一　关于加强卫生应急工作规范化建设的指导意见

中华人民共和国国家卫生计生委

2010年12月19日

为全面提升卫生应急能力和管理水平,推动卫生应急工作依法科学、有序、有效开展,根据《中华人民共和国突发事件应对法》《突发公共卫生事件应急条例》和《"健康中国2030"规划纲要》等法律法规和文件精神,现就"十三五"期间加强卫生应急工作规范化建设提出以下指导意见:

一、　充分认识加强规范化建设的重要意义

我国是世界上突发事件发生种类多、频次高和损失较为严重的国家之一。在经济社会发展日益复杂、各种风险隐患有增无减、人民群众对公共卫生安全期望不断提高的新形势下,迫切需要坚持可持续发展理念,不断提升卫生应急管理水平和有效应对能力。

党中央、国务院高度重视卫生应急工作,要求始终把广大人民群众健康安全摆在首要位置,牢固树立底线思维,健全公共安全体系,努力减少突发事件对人民生命健康的威胁。全面持续开展卫生应急规范化建设,既是新形势下实现卫生应急综合能力快速提升,保持卫生应急事业健康发展的重要举措,也是贯彻落实依法治国、依法行政的必然要求。各级卫生计生行政部门要从国家安全战略高度出发,充分认识卫生应急规范化建设的重要性,将其作为一项全局性、基础性和长远性工作抓紧抓实,有力推动卫生应急工作再上新台阶。

二、 总体要求

(一) 指导思想

全面贯彻落实党的十八大和十八届三中、四中、五中、六中全会精神,以马克思列宁主义、毛泽东思想、邓小平理论、"三个代表"重要思想、科学发展观为指导,深入学习贯彻习近平总书记系列重要讲话精神,紧紧围绕协调推进"四个全面"战略布局,牢固树立和贯彻落实创新、协调、绿色、开放、共享的发展理念,坚持以人为本,注重平急结合,以完善卫生应急体制机制为基础,以加强卫生应急工作科学管理为核心,以规范卫生应急准备和应急处置为重点,着力提升我国卫生应急管理水平和综合能力。

(二) 工作目标

通过努力,到2020年年末,使我国卫生应急体制机制、能力建设、应急处置、运行保障等相关制度更加完备,基本实现卫生应急平时准备和突发事件应急处置的制度化、程序化、标准化、信息化,逐步形成科学规范、运转高效、保障有力的卫生应急体系,有效满足国内突发事件卫生应急工作需要,不断提升在全球公共卫生安全领域的影响力。

(三) 基本原则

坚持依法依规,按照法律法规要求,建立完善卫生应急工作相关制度、标准、工作方案和操作流程等。

坚持科学有序,以问题和需求为导向,着眼于存在的薄弱环节和社会发展需要,逐步推进卫生应急有序发展。

坚持巩固提高,从实际出发,夯实工作基础,鼓励探索创新和先行先试,带动各地协同发展。

三、 重点任务

（一）夯实组织管理基础

健全组织管理机构。各级卫生计生行政部门应当按照分级负责、属地管理为主的原则，加强对卫生应急工作的领导，健全相应的领导和管理机构，配齐专（兼）职管理人员，并对不同层级、不同部门和单位、不同岗位管理人员的职责和权限作出规定，形成权责清晰、运转高效的组织构架。

加强对卫生应急工作平时管理。各级卫生计生行政部门定期组织研究，谋划制订本辖区卫生应急工作计划和中长期规划，研究提出优先发展的政策和措施，加强专业机构和队伍的建设管理，合理设定考核的量化目标和指标，建立奖惩和责任追究制，推动和督促各项工作有效落实。

理顺卫生应急平台体系运行管理。在卫生计生行政部门、医疗卫生机构、卫生应急队伍等各级各类卫生应急平台建设或升级改造中，强化顶层设计，逐步规范信息化软硬件建设标准；明确有效的运行管理模式，建立健全平台运行相关人、财、物管理制度和平台操作指南，制定完善应急值守、综合监测、风险评估、指挥调度、辅助决策、总结评估等工作流程，保障平台顺畅运转。

（二）发挥联防联控工作机制作用

健全几种形式的工作机制。各级卫生计生行政部门在认真研判本辖区突发事件公共卫生风险的基础上，进一步强化政府领导、卫生计生行政部门牵头、相关部门参加的联防联控工作机制，重点加强相关部门间的统筹、协调和联动；密切与军队、武警的协作，落实军民融合发展战略；不断完善跨区域卫生应急管理协作布局，围绕国家战略部署，建立毗邻地区不同层级的卫生应急协作机制，重点加强"一带一路"、京津冀协同发展、长江经济带三大战略布局的区域协作。鼓励开展国际合作，建立健全不同层次协作机制，加强跨境突发事件应对、国际联合演练和宣传交流，提升国际化水平。

完善机制工作制度。根据不同事件应对需要，确定联防联控工作机制的工作思路和原则，明确联防联控工作机制及其办公室、各成员单位的工作职责，制定信息通报、重大事项研究等工作制度,健全运行规则,确保机制有效运转。

明确机制工作内容。明确工作机制平时和应急状态下的工作内容、协作方式,着力加强事件防范处置、培训演练交流等合作,实现各成员单位职能优势互补、信息资源共享、应急措施联动,提升事件应对和处置效能。

(三)增强预案针对性和可操作性

规范预案编制工作。预案编制遵循"风险管理"和基于情景构建的理念,针对突发事件特点、发生风险和可能造成的危害,在开展风险评估和应急资源调查的基础上,规定突发事件应急管理工作的组织指挥体系与职责、应对措施、处置流程和保障措施等内容,切实提高预案可操作性。预案内容突出针对性,使不同层级和不同类别的预案内容各有侧重,省级预案体现指导性,市县级预案体现卫生应急处置的主体职能,乡镇、街道预案体现先期处置特点;单位和基层组织预案重点规范本单位组织应对行动,体现自救互救、信息报告和先期处置等特点。

完善预案评估和修订制度。通过实战、演练等方式,定期检验、分析评价预案内容的针对性、实用性和可操作性,及时完善修订,实现预案动态优化和科学规范管理。充分利用互联网、大数据、智能辅助决策等新技术,提高预案信息化管理水平,建立健全预案数据库,推进预案数字化管理与应用。

(四)强化突发公共卫生事件监测预警管理

完善监测报告系统。各级卫生计生行政部门进一步完善现有法定传染病疫情和突发公共卫生事件网络直报系统;在探索使用媒体监测、数据挖掘等工具的同时,建立与之配套的信息报告制度;制定与本辖区自身实际需要相适应的监测方案,建立相关信息通报、交换和会商机制;针对发生可能性大或已发生的突发公共卫生事件,制定应急监测方案,明确监测内容、频率、方式和报告规范;健全监测报告工作的督导评估制度,进一步提高突发公共卫生事件监测的敏感性和应急响应的及时性。

推进风险评估工作。定期组织开展突发公共卫生事件日常风险评估工作,每月至少开展一次,根据需要可增加日常风险评估的频次;针对重特大突发公共卫生事件隐患,重特大自然灾害、事故灾难后可能衍生、次生的突发公共卫生事件以及大型活动卫生保障等,组织开展公共卫生专题风险评估,为科学决策提供依据。

实施及时预警和信息发布制度。突发公共卫生事件发生或极有可能发生时,依法向本级人民政府和上级卫生计生行政部门报告突发公共卫生事件信息或相关风险评估结果,通报辖区内有关部门、医疗卫生机构和周边地区卫生计生行政部门,提出针对性、操作性强的措施;依法依规向社会发布突发公共卫生事件相关信息,适时发布健康提示,强化内容解读,及时做好风险沟通,尤其是与媒体和公众的沟通,争取多方支持参与,有效防范或减少风险危害。

(五) 提升突发公共卫生事件处置效能

依法规范应急响应的启动、展开和终止。突发公共卫生事件发生时,各级卫生计生行政部门应当依据相关法规和预案要求,组织专家开展风险评估,提出应急响应级别及相关建议,报请本级人民政府同意启动应急响应。在本级人民政府的统一领导下,在上级卫生计生行政部门的指导和支持下,建立应急响应组织架构,明确参与应急工作各部门(单位)的职责和任务,有序开展应急处置。在事件得到有效控制后,根据专家评估意见,按程序终止应急响应。

针对重点应急响应措施制订具体工作方案。根据事件特点,制定完善应急监测、风险评估、流行病学调查、实验室检测、病例转运、病例诊疗、院感控制、密切接触者追踪管理、风险沟通、心理危机干预、督导检查等工作方案,保障应急响应措施科学有效。

针对重点处置环节完善应对流程。根据事件特点,制订完善病例发现与报告、现场处置、标本采集和送检、病例确诊、信息报告和发布、应急科研项目启动、应急试剂药物和疫苗等的审批等工作流程,并将相关责任落实到具体单位和个人,保障应急响应处置有序规范开展。

(六) 推进紧急医学救援建设有序发展

规划布局医学救援力量。各级卫生计生行政部门基于本辖区突发事件发生情况和紧急医学救援需求评估情况,合理配置辖区内紧急医学救援资源,分区域建设紧急医学救援综合与专科类基地及区域中心,或者指定定点收治医疗机构,明确工作职责和任务。探索开展航空医学救援和海(水)上医学救援工作,逐步建立本辖区陆海空立体化医学救援网络。

科学制定医学救援规范。国家和省级卫生计生行政部门参照国内外相关标准,制定不同现场条件、不同类别突发事件的紧急医学救援规范、指南;不断完善医疗救治、疾病防控、心理援助、健康宣教和物资保障等紧急医学救援同步处置流程。

完善现场指挥协调工作。突发事件发生时,按照分级响应原则,由相应级别的卫生计生行政部门指挥协调现场紧急医学救援工作,必要时成立现场紧急医学救援指挥机构,统一调度现场医学救援力量和资源,统一指挥协调现场医学救援工作。探索建立现场指挥官、联席会议和专家组组长负责等现场工作制度。

强化医学救援信息报告。各级卫生计生行政部门要明确突发事件紧急医学救援信息报告责任,统一报告要素,规范报告内容,严格报告时限,归口上报渠道,并建立和完善与相关部门的信息相互通报机制,迅速、准确掌握辖区内突发事件紧急医学救援信息。

(七) 加强队伍建设和物资技术储备

规范和落实队伍运维管理。加强队伍建设的运维监管,制定并完善队伍人员配备标准、装备标准、平时管理、运维保障和评估考核等制度。从保障实战能力层面,落实好队伍建设要求,按照标准为队伍配备现场处置和保障的设施、装备,利用互联网等技术,逐步提高信息化管理水平;建立健全队伍统一调度、快速运送、密切协作、新闻宣传等工作机制;完善表彰、健康安全和待遇等保障制度,增强队员荣誉感和使命感。

强化队伍现场处置能力建设。制定卫生应急队伍(含紧急医学救援、突发急性传染病防控、中毒、核和辐射等专业)现场处置工作规范,提升队伍现场处置水平;探索建立针对不同应急任务的卫生应急队伍抽组模式,强化以不同作战单元为单位开展现场处置的能力;加强装备物资的集成化和箱组化建设,提升队伍远距离投送能力。

加强专家团队动态管理。各级卫生计生行政部门建立健全突发事件卫生应急专家咨询委员会和专家库动态管理制度,完善专家遴选标准和管理办法,充分发挥专家在卫生应急工作中的咨询作用。

完善物资技术储备。配合工业和信息化等部门完善卫生应急物资储备机制,合理确定物资储备目录和规模,以及实物储备、社会储备和生产能力储备的比例,建立健全物资轮储和调用制度,推动物资储备信息化建设,提高应急物资综合协调和分类分级保障能力。针对卫生应急需求,加强科研创新和技术储备,推动核心关键技术、药物、试剂、装备等研发。

（八）注重培训演练和公众宣传实效

提升培训演练工作质量。制订完善各级卫生应急培训演练工作计划，明确培训演练的内容、标准和方式，组织编制培训大纲和教材、演练示范脚本库和案例库等，提高培训演练的系统性、针对性和实用性。将卫生应急基本知识和技能纳入医疗卫生技术类别人员执业、晋升、职称考试考核范围，提升医疗卫生人员对卫生应急的认知水平。本着培养急需、贴近实际、面向长远的原则，积极推进卫生应急学科建设，探索开展卫生应急学历教育，支持有条件的高等院校开设卫生应急专业(方向)科研和教学。规范以实战为基础的卫生应急演练，有针对性地开展分层次、分专业、分类别的实战演练和桌面推演。

提高社会参与的广度和深度。深入开展卫生应急"进企业、进社区、进学校、进农村、进家庭"活动，充分运用各种媒体和传播手段，大力开展宣传教育，广泛普及卫生应急基本知识和技能，全面提升公众卫生应急素养和自救互救能力。针对各领域高危岗位人员、公共服务行业人员等重点人群和各级各类学校等重点机构开展卫生应急基本知识、技能培训和教育。

（九）提高突发事件总结评估工作科学性

改进突发事件总结评估工作。建立健全突发事件卫生应急工作总结评估制度，明确总结评估时间、对象、形式和流程，强调对应急准备和保障、应急处置措施、事件危害和处置效果的评估；加强对事件基本情况等信息的调查核实和事件处置全过程痕迹管理。完善评估方法，采用资料查阅、人物访谈、统计分析等多种形式，研究引入第三方评估的工作机制。完善评估报告内容，客观描述事件发生、应急处置、事后恢复等应对全过程，全方位开展应对措施的专业技术、应急管理及社会经济效益等效果评价，科学总结经验教训，提出持续改进工作建议。

重点加强事中、事后和阶段性评估。在突发事件应急处置过程中，持续监测事件规模、性质、范围等方面变化，及时调整和完善应对策略和措施；在事件处置结束后，开展事后评估，及时总结经验教训，完善应对准备和应急处置；定期对本地区突发事件卫生应急处置工作开展阶段性评估，总结推广有益经验，分析存在问题，落实整改措施。

四、 工作要求

（一）加强组织领导

规范化建设是"十三五"期间卫生应急工作的重点任务。各地要结合当地实际，认真落实本指导意见，切实加强组织领导，按照既定工作目标，以规范化建设为抓手，聚焦重点问题和关键环节，不断提升卫生应急工作水平。

（二）抓好贯彻落实

各地要抓紧安排部署，制定实施方案，明确任务分工、时间表、路线图，强化责任落实，大力推进本指导意见各项要求落地；要强化督导考核，加大指导力度，确保规范化建设取得实实在在的成效。

（三）形成推进合力

卫生计生系统内部围绕规范化建设任务要求，加强协作配合；加强与相关部门、军队和武警的沟通协调，共同研究解决工作衔接中的问题；鼓励社会力量参与，积极争取各方支持，为卫生应急工作营造良好氛围。

附录二　突发事件卫生应急预案管理办法

中华人民共和国国家卫生计生委

2017年6月9日

第一章　总　　则

第一条　为规范突发事件卫生应急预案管理,健全卫生应急预案体系,增强卫生应急预案的科学性、针对性、实用性和可操作性,依据《中华人民共和国突发事件应对法》《突发公共卫生事件应急条例》《突发事件应急预案管理办法》等法律法规和制度,制定本办法。

第二条　本办法所称卫生应急预案,是指为预防和减少突发公共卫生事件的发生,控制、减轻和消除突发事件对人民群众生命健康的危害,规范突发事件卫生应急工作而预先制定的工作方案。

第三条　卫生应急预案管理遵循依法科学、统一规划、分类指导、分级负责、动态管理的原则。

第四条　国务院卫生计生行政部门负责全国卫生应急预案的综合协调管理。县级以上卫生计生行政部门负责本地区卫生应急预案的综合协调管理。

第五条　卫生应急预案编制部门和单位应当根据法律法规和有关规定,针对突发事件的性质、特点和可能造成的危害,紧密结合卫生应急工作实际,合理确定预案内容,切实提高针对性、实用性和可操作性。

第六条　本办法适用于各级卫生计生行政部门和各级各类医疗卫生机构卫生应急预案的编制、审查、备案、发布、培训、演练、宣传、评估、修订和监督管理等工作。其他基层组织、企事业单位、社会团体等制定的卫生应急预案的管理工作,参照本办法执行。

第二章　分类和内容

第七条　卫生应急预案主要包括专项预案、部门预案、各级各类医疗卫生机构预案。

第八条　专项卫生应急预案是为应对突发公共卫生事件,或者针对突发事件紧急医学救援等重要专项工作而预先制定的涉及卫生计生等多个部门职责的工作方案。专项卫生应急预案可由卫生计生行政部门牵头拟定,报本级人民政府批准后印发实施。

第九条　部门卫生应急预案是各级卫生计生行政部门根据专项预案和部门职责,为开展突发事件卫生应急处置工作而预先制定的工作方案。部门卫生应急预案主要包括突发急性传染病防控、突发中毒事件卫生应急处置、核生化和辐射事件卫生应急处置,以及自然灾害、事故灾难、社会安全事件紧急医学救援和灾后卫生防疫等预案。

第十条　各级各类医疗卫生机构卫生应急预案是为应对可能出现的突发事件,有效开展卫生应急处置工作而预先制定的工作方案。

第十一条　不同层级的卫生应急预案内容应当各有侧重。

国家层面专项和部门卫生应急预案侧重明确突发事件卫生应急处置原则、组织指挥机制、预警级别和事件分级标准、信息报告要求、分级响应及响应行动、卫生应急保障措施等,重点规范国家层面应对行动,同时体现政策性和指导性。

省级专项和部门卫生应急预案侧重明确各类突发公共卫生事件和突发事件紧急医学救援的组织指挥机制、信息报告要求、分级响应及响应行动、队伍物资保障及调动程序、市县级卫生计生行政部门职责等,重点规范省级层面应对行动,同时体现指导性。

市县级专项和部门卫生应急预案侧重明确各类突发公共卫生事件和突发事件紧急医学救援的组织指挥机制、风险评估、监测预警、信息报告、应急处置措施、队伍物资保障及调动程序等内容,重点规范市级和县级层面应对行动,体现卫生应急处置的主体职能。

各级各类医疗卫生机构卫生应急预案侧重明确卫生应急响应责任人、风险隐患监测、信息报告、预警响应、卫生应急队伍组成、处置流程、可调用资源情况等,体现自救互救、信息报告和先期处置特点。

第十二条　预案编制部门和单位可以根据卫生应急预案,针对突发事件现场处置工作,制定现场工作方案,侧重明确现场组织指挥机制、卫生应急力量分工、不同情形下的应对措施、卫生应急物资保障和后勤保障、工作制度等内容。

第十三条　预案编制部门和单位可以结合本地区、本单位具体情况,编制卫生应急预案操作手册,内容一般包括风险隐患监测分析、处置工作程序、响应措施、物资储备、卫生应急队伍和相关单位联络员联系方式等。

第十四条　预案编制部门和单位应当把握不同类型和不同层级预案的运行机制和规律,注重预案的组织指挥结构、处置流程、职责划分的协调,确保预案之间的相互衔接,提高预案的针对性。

第十五条　鼓励毗邻的地方卫生计生行政部门共同制定区域性突发事件卫生应急预案。

第三章　预 案 编 制

第十六条　卫生应急预案编制部门和单位应当根据法律、法规、规章和同级人民政府以及上级卫生计生行政部门的卫生应急预案,结合本部门和单位职能、本地区公共卫生风险特点,制订卫生应急预案编制计划,预案种类需满足突发事件防范和处置需要。

第十七条　县级以上卫生计生行政部门应当结合本地区突发事件卫生应急实际,编制专项卫生应急预案、部门卫生应急预案以及本地区可能发生的突发事件的卫生应急预案。各级各类医疗卫生机构应当根据本单位职能,编制相应的卫生应急预案。

第十八条　卫生应急预案编制部门和单位应当组成预案编制工作小组,由预案所涉及的主要部门和单位业务相关人员、专家及有现场处置经验的人员参加。编制工作小组组长由卫生应急预案编制部门或单位有关负责人担任。

第十九条　编制卫生应急预案前,预案编制部门和单位应当组织专家开展突发事件公共卫生风险评估和应急资源调查,为制定卫生应急响应措施提供依据。

第二十条　卫生应急预案应当具体规定突发事件卫生应急处置的组织指挥体系与职责、突发事件分级标准、应急响应措施和处置流程、应急保障措施等内容。

第二十一条　卫生应急预案编制要求:

(一)符合法律、法规、规章和标准等规定;

(二)符合本地区、本部门、本单位的卫生应急工作实际情况;

(三)基本要素齐全、内容完整;

(四)卫生应急组织指挥体系与职责、任务及分工明确;

(五)突发事件预警分级和响应分级科学、合理;

(六)突发事件应急响应措施合理、有效、可行;

（七）突发事件应急处置流程具体、清晰，与相应级别的突发事件预防和处置需要相适应；

（八）突发事件应急保障措施明确，能满足本地区、本部门、本单位的卫生应急工作需要；

（九）预案内容与上一级或同一层面相关卫生应急预案之间相互衔接。

第二十二条　卫生计生行政部门在卫生应急预案编制过程中应当广泛征求有关部门、单位和专家的意见。涉及其他部门和单位职责的，应当书面征求相关部门和单位意见。必要时，向社会公开征求意见。

第四章　审查、备案和公布

第二十三条　卫生应急预案编制部门和单位应当对本部门、本单位编制的卫生应急预案进行评审。评审人员应当包括卫生应急预案涉及的有关部门、单位和卫生应急专家。评审结果应当形成书面意见。

第二十四条　卫生应急预案编制和评审完毕，应当进行审查。卫生应急预案编制部门和单位应当向预案审查单位提供预案送审稿、编制说明、征求意见采纳情况、内部评审情况等有关材料。因保密等原因需要发布预案简本的，应当同时提供简本送审稿和说明材料。

第二十五条　卫生应急预案审查一般包括合法性审查和专业性审查，重点审查是否符合有关法律法规、责任分工是否明确、响应级别是否合理、响应措施是否有效可行、处置流程是否清晰等。必要时，预案审查单位可组织法律、卫生应急专家以及社会公众对预案进行评审，作为审查的参考。

第二十六条　专项卫生应急预案由同级人民政府审查后印发；部门卫生应急预案由卫生计生行政部门审查后印发，必要时，可报请同级人民政府办公厅转发；各级各类医疗卫生机构卫生应急预案由本单位审查后印发。

第二十七条　除涉及保密或者不宜公开的，卫生应急预案一般应当向社会公开。

第二十八条　卫生应急预案实行备案制度。由人民政府审查发布的卫生应急预案，应当在发布之日起的20个工作日内，由同级卫生计生行政部门报送上级卫生计生行政部门备案；卫生计生行政部门发布的预案，应当在发布之日起的20个工作日内向同级人民政府和上级卫生计生行政部门备案；各级各类医疗卫生机构发布的预案应当在发布之日起的20个工作日内向所在地主管卫生计生行政部门备案。

第五章　培训、演练和宣传

第二十九条　各级卫生计生行政部门应当对本地区医疗卫生机构预案编制人员开展卫生应急预案编写培训,使其掌握预案编写的程序、内容和要求;上级卫生计生行政部门应当加强对下级卫生计生行政部门预案编写工作的培训和指导。

第三十条　卫生应急预案编制部门和单位应当将卫生应急预案培训列入年度卫生应急培训计划并组织实施,通过编发培训材料、举办培训班、开展工作研讨等方式,对卫生应急预案相关管理人员和专业人员进行培训。

第三十一条　各级卫生计生行政部门应当将卫生应急预案演练纳入年度工作计划并组织实施。专项、部门卫生应急预案至少每3年进行一次应急演练。各级各类医疗卫生机构应当定期组织开展或参与卫生应急预案演练。

第三十二条　卫生应急预案演练结束后,组织演练单位应当对演练效果及时总结,并提出完善预案的意见。总结的主要内容包括预案的合理性和可操作性、指挥协调和应急联动情况、卫生应急处置情况、演练的执行情况。

第三十三条　对于公开发布的卫生应急预案,预案编制部门和单位应当采取多种形式开展卫生应急预案的宣传教育,普及突发事件预防、应对、自救互救知识,提高公众的突发事件卫生应急知识水平和处置技能。

第三十四条　各级卫生计生行政部门应当加强预案信息化建设,鼓励在卫生应急指挥系统中加入预案模块,提高预案的可视化和可及性。

第六章　评估和修订

第三十五条　卫生应急预案编制实行动态优化和科学规范管理。预案编制部门和单位应当建立定期评估制度,组织专家定期论证,分析评价预案内容的针对性、实用性和可操作性。

第三十六条　有下列情形之一的,应当及时修订卫生应急预案:

(一)有关法律法规、规章、标准、上位预案中的有关规定发生变化的;

(二)应急指挥机构及其职责发生重大调整的;

(三)面临的风险发生重大变化的;

(四)重要应急资源发生重大变化的;

(五)预案中的其他重要信息发生变化的;

(六)在突发事件实际应对和应急演练中发现问题需要作出重大调整的;

（七）预案编制单位认为应当修订的其他情况。

第三十七条　卫生应急预案修订工作应当参照本办法规定的预案编制、审查、备案、公布程序组织进行。根据工作实际，修订程序可适当简化。

第七章　附　则

第三十八条　各级卫生计生行政部门和各级各类医疗卫生机构应当明确具体机构或责任人负责卫生应急预案管理工作，并将卫生应急预案规划、编制、审查、发布、培训、演练、宣传、评估、修订等工作所需经费纳入常规工作预算统筹安排。

第三十九条　各级卫生计生行政部门对卫生应急预案的编制和管理工作进行督导检查。对于在卫生应急预案编制和管理工作中做出突出成绩的单位和人员，卫生计生行政部门应当给予奖励；对于未制定卫生应急预案或者未按照卫生应急预案采取预防控制措施的单位和人员，卫生计生行政部门应当督促其整改；对于由此导致的突发事件卫生应急处置不力或造成严重后果的单位和个人，由主管卫生计生行政部门依法依规予以处理。

第四十条　各级卫生计生行政部门可以依据本办法，结合本地区实际制定实施细则。

第四十一条　本办法由国务院卫生计生行政部门负责解释。

第四十二条　本办法自公布之日起施行。

附录三　医疗机构医用耗材管理办法（试行）

中华人民共和国国家卫生健康委

2019年6月6日

第一章　总　　则

第一条　为加强医疗机构医用耗材管理,促进医用耗材合理使用,保障公众身体健康,根据《执业医师法》《医疗机构管理条例》《医疗器械监督管理条例》等有关法律法规规定,制定本办法。

第二条　本办法所称医用耗材,是指经药品监督管理部门批准的使用次数有限的消耗性医疗器械,包括一次性及可重复使用医用耗材。

本办法所称医用耗材管理,是指医疗机构以病人为中心,以医学科学为基础,对医用耗材的采购、储存、使用、追溯、监测、评价、监督等全过程进行有效组织实施与管理,以促进临床科学、合理使用医用耗材的专业技术服务和相关的医用耗材管理工作,是医疗管理工作的重要组成部分。

第三条　国家卫生健康委、国家中医药局负责全国医疗机构医用耗材管理工作的监督管理。

县级以上地方卫生健康行政部门、中医药主管部门负责本行政区域内医疗机构医用耗材管理工作的监督管理。

第四条　本办法适用于二级以上医院医用耗材管理,其他医疗机构可参照执行。其中,非公立医疗机构的医用耗材遴选、采购工作可参照本办法进行。

第五条　医疗机构应当指定具体部门作为医用耗材管理部门,负责医用耗材的遴选、采购、验收、存储、发放等日常管理工作;指定医务管理部门,负责医用耗材的临床使用、监测、评价等专业技术服务日常管理工作。

第六条　医疗机构从事医用耗材管理相关工作的人员,应当具备与管理工作相适应的专业学历、技术职称或者经过相关技术培训。

医疗机构直接接触医用耗材的人员,应当每年进行健康检查。传染病病人、病原携带者和疑似传染病病人,在治愈前或者在排除传染病嫌疑前,不得从事直接接触医用耗材的工作。

第二章　机构管理

第七条　二级以上医院应当设立医用耗材管理委员会；其他医疗机构应当成立医用耗材管理组织。村卫生室(所、站)、门诊部、诊所、医务室等其他医疗机构可不设医用耗材管理组织，由机构负责人指定人员负责医用耗材管理工作。

医用耗材管理委员会由具有高级技术职务任职资格的相关临床科室、药学、医学工程、护理、医技科室人员以及医院感染管理、医用耗材管理、医务管理、财务管理、医保管理、信息管理、纪检监察、审计等部门负责人组成。

医疗机构负责人任医用耗材管理委员会主任委员，医用耗材管理部门和医务管理部门负责人任医用耗材管理委员会副主任委员。

第八条　医用耗材管理委员会的日常工作由指定的医用耗材管理部门和医务管理部门分工负责。

第九条　医用耗材管理委员会的主要职责：

（一）贯彻执行医疗卫生及医用耗材管理等有关法律、法规、规章，审核制定本机构医用耗材管理工作规章制度，并监督实施；

（二）建立医用耗材遴选制度，审核本机构科室或部门提出的新购入医用耗材、调整医用耗材品种或者供应企业等申请，制定本机构的医用耗材供应目录(以下简称供应目录)；

（三）推动医用耗材临床应用指导原则的制定与实施，监测、评估本机构医用耗材使用情况，提出干预和改进措施，指导临床合理使用医用耗材；

（四）分析、评估医用耗材使用的不良反应、医用耗材质量安全事件，并提供咨询与指导；

（五）监督、指导医用耗材的临床使用与规范化管理；

（六）负责对医用耗材的临床使用进行监测，对重点医用耗材进行监控；

（七）对医务人员进行有关医用耗材管理法律法规、规章制度和合理使用医用耗材知识教育培训，向患者宣传合理使用医用耗材知识；

（八）与医用耗材管理相关的其他重要事项。

第十条　医疗机构应当为医用耗材管理部门、医务管理部门配备和提供必要的场所、设备设施和人员。

第十一条　医疗机构应当建立健全医用耗材管理相应的工作制度、操作规程和工作记录,并组织实施。

第三章　遴选与采购

第十二条　医疗机构应当遴选建立本机构的医用耗材供应目录,并进行动态管理。

医用耗材管理部门按照合法、安全、有效、适宜、经济的原则,遴选出本机构需要的医用耗材及其生产、经营企业名单,报医用耗材管理委员会批准,形成供应目录。

供应目录应当定期调整,调整周期由医用耗材管理委员会规定。

纳入供应目录的医用耗材应当根据国家药监局印发的《医疗器械分类目录》明确管理级别,分为Ⅰ级、Ⅱ级和Ⅲ级。

第十三条　医疗机构应当从已纳入国家或省市医用耗材集中采购目录中遴选本机构供应目录。确需从集中采购目录之外进行遴选的,应当按照有关规定执行。

第十四条　医疗机构应当加强供应目录涉及供应企业数量管理,统一限定纳入供应目录的相同或相似功能医用耗材供应企业数量。

第十五条　医用耗材的采购相关事务由医用耗材管理部门实行统一管理。其他科室或者部门不得从事医用耗材的采购活动,不得使用非医用耗材管理部门采购供应的医用耗材。

第十六条　医用耗材使用科室或部门应当根据实际需求向医用耗材管理部门提出采购申请。

第十七条　医用耗材管理部门应当根据医用耗材使用科室或部门提出的采购申请,按照相关法律、行政法规和国务院有关规定,采用适当的采购方式,确定需要采购的产品、供应商及采购数量、采购价格等,并签订书面采购协议。

第十八条　医用耗材采购工作应当在有关部门有效监督下进行,由至少2名工作人员实施。

第十九条　医疗机构应当加强临时性医用耗材采购管理。医用耗材使用科室或部门临时性采购供应目录之外的医用耗材,需经主任委员、副主任委员同意后方可实施。对一年内重复多次临时采购的医用耗材,应当按照程序及时纳入供应目录管理。对于实施集中招标采购的地方,需要按有关程序报上级主管部门同意后实施临时性采购。

第二十条　遇有重大急救任务、突发公共卫生事件等紧急情况,以及需要紧急救治但缺乏必要医用耗材时,医疗机构可以不受供应目录及临时采购的限制。

第二十一条　医疗机构应当加强医疗设备配套使用医用耗材的管理。医疗机构采购医疗设备时,应当充分考虑配套使用医用耗材的成本,并将其作为采购医疗设备的重要参考因素。

第二十二条　鼓励医联体内医疗机构或者非医联体内医疗机构联合进行医用耗材遴选和采购。

第四章　验收、储存

第二十三条　医用耗材管理部门负责医用耗材的验收、储存及发放工作。

第二十四条　医疗机构应当建立医用耗材验收制度,由验收人员验收合格后方可入库。

验收人员应当熟练掌握医用耗材验收有关要求,严格进行验收操作,并真实、完整、准确地进行验收记录。

验收人员应当重点对医用耗材是否符合遴选规定、质量情况、效期情况等进行查验,不符合遴选规定以及无质量合格证明、过期、失效或者淘汰的医用耗材不得验收入库。

第二十五条　使用后的医用耗材进货查验记录应当保存至使用终止后2年。未使用的医用耗材进货查验记录应当保存至规定使用期限结束后2年。植入性医用耗材进货查验记录应当永久保存。购入Ⅲ级医用耗材的原始资料应当妥善保存,确保信息可追溯。

第二十六条　医疗机构应当设置相对独立的医用耗材储存库房,配备相应的设备设施,制定相应管理制度,定期对库存医用耗材进行养护与质量检查,确保医用耗材安全有效储存。

对库存医用耗材的定期养护与质量检查情况应当做好记录。

第二十七条　医用耗材需冷链管理的,应当严格落实冷链管理要求,并确定专人负责验收、储存和发放工作,确保各环节温度可追溯。

第二十八条　医疗机构应当建立医用耗材定期盘点制度。由医用耗材管理部门指定专人,定期对库存医用耗材进行盘点,做到账物相符、账账相符。

第五章　申领、发放与临床使用

第二十九条　医用耗材使用科室或部门根据需要,向医用耗材管理部门提出领用申请。医用耗材管理部门按照规定进行审核和发放。

申领人应当对出库医用耗材有关信息进行复核,并与发放人共同确认。

第三十条　医疗机构应当建立医用耗材出库管理制度。医用耗材出库时,发放人员应当对出库的医用耗材进行核对,确保发放准确,产品合格、安全和有效。出库时,应当按照剩余效期由短至长顺序发放。

第三十一条　出库后的医用耗材管理由使用科室或部门负责。使用科室或部门应当指定人员负责医用耗材管理,保证领取的医用耗材品种品规和数量既满足工作需要,又不形成积压,确保医用耗材在科室或部门的使用安全和质量。

第三十二条　医用耗材临床应用管理是对医疗机构临床诊断、预防和治疗疾病使用医用耗材全过程实施的监督管理。医疗机构应当遵循安全、有效、经济、合理使用医用耗材的原则。

第三十三条　医务管理部门负责医用耗材临床使用管理工作,应当通过加强医疗管理,落实国家医疗管理制度、诊疗指南、技术操作规范,遵照医用耗材使用说明书、技术操作规程等,促进临床合理使用医用耗材。

第三十四条　医疗机构应当对医用耗材临床使用实施分级分类管理。

在诊疗活动中:Ⅰ级医用耗材,应当由卫生技术人员使用;Ⅱ级医用耗材,应当由有资格的卫生技术人员经过相关培训后使用,尚未取得资格的,应当在有资格的卫生技术人员指导下使用;Ⅲ级医用耗材,应当按照医疗技术管理有关规定,由具有有关技术操作资格的卫生技术人员使用。

植入类医用耗材,应当由具有有关医疗技术操作资格的卫生技术人员使用,并将拟使用的医用耗材情况纳入术前讨论,包括拟使用医用耗材的必要性、可行性和经济性等;非植入类医用耗材的使用,应当符合医疗技术管理等有关医疗管理规定。

第三十五条　医疗机构使用安全风险程度较高的医用耗材时,应当与患者进行充分沟通,告知可能存在的风险。使用Ⅲ级或植入类医用耗材时,应当签署知情同意书。

第三十六条　医疗机构应当加强对医用耗材使用人员培训,提高其医用耗材使用能力和水平。在新医用耗材临床使用前,应当对相关人员进行培训。

第三十七条　医疗机构应当加强对医用耗材临床应用前试用的管理。医用耗材在遴选和采购前如需试用,应当由使用科室或部门组织对试用的必要性、可行性以及安全保障措施进行论证,并向医务管理部门提出申请或备案。

第三十八条　医疗机构应当在医用耗材临床使用过程中严格落实医院感染管理有关规定。一次性使用的医用耗材不得重复使用;重复使用的医用耗材,应当严格按照要求清洗、消毒或者灭菌,并进行效果监测。

第三十九条　医疗机构应当建立医用耗材临床应用登记制度,使医用耗材信息、患者信息以及诊疗相关信息相互关联,保证使用的医用耗材向前可溯源、向后可追踪。

第四十条　医疗机构应当加强对使用后医用耗材的处置管理。医用耗材使用后属于医疗废物的,应当严格按照医疗废物管理有关规定处理。

第四十一条　医疗机构应当加强医疗质量控制,对医用耗材尤其是重点监控医用耗材的临床使用情况设立质控点,纳入医疗质量控制体系。

第四十二条　医疗机构应当结合单病种管理、临床路径管理、支付管理、绩效管理等工作,持续提高医用耗材合理使用水平,保证医疗质量和医疗安全。

第六章　监测与评价

第四十三条　医务管理部门负责本单位医用耗材监测与评价工作。

第四十四条　医疗机构应当建立医用耗材临床应用质量安全事件报告、不良反应监测、重点监控、超常预警和评价制度,对医用耗材临床使用安全性、有效性和经济性进行监测、监控、分析、评价,对医用耗材应用行为进行点评与干预。

第四十五条　医疗机构发生医用耗材相关质量安全事件,应当按照规定向卫生健康、药品监管行政部门报告相关信息,并采取措施做好暂停使用、配合召回、后续调查以及对患者的医疗救治等工作。

第四十六条　医疗机构通过监测发现医用耗材不良事件或者可疑不良事件,应当按照有关规定报告。

第四十七条　县级以上卫生健康行政部门、中医药主管部门以及医疗机构应当对临床应用技术要求较高、风险较大、价格较昂贵的医用耗材进行重点监控。

第四十八条　医疗机构应当建立医用耗材超常使用预警机制,对超出常规使用的医用耗材,要及时进行预警,通知相关部门和人员。

第四十九条　医疗机构应当对医用耗材的临床使用进行评价。根据相关法律法规、技术规范等,建立评价体系,对医用耗材临床使用的安全性、有效性、经济性等进行综合评价,发现存在的或潜在的问题,制定并实施干预和改进措施,促进医用耗材合理使用。

第五十条　医疗机构应当加强医用耗材临床使用评价结果的应用。评价结果应当作为医疗机构动态调整供应目录的依据,对存在不合理使用的品种可以采取停用、重新招标等干预措施;同时将评价结果作为科室和医务人员相应临床技术操作资格或权限调整、绩效考核、评优评先等的重要依据,纳入对公立医疗卫生机构的绩效考核。

第五十一条　医疗机构应当定期将质量安全事件报告、不良反应监测、重点监控、超常预警和评价结果进行内部公示,指导使用科室和部门采取措施,持续改进医用耗材临床使用水平。

第七章　信息化建设

第五十二条　医疗机构应当逐步建立医用耗材信息化管理制度和系统。

第五十三条　医疗机构耗材管理信息系统应当与医疗机构其他相关信息系统整合,做到信息互联互通。

第五十四条　医疗机构耗材管理信息系统应当覆盖医用耗材遴选、采购、验收、入库、储存、盘点、申领、出库、临床使用、质量安全事件报告、不良反应监测、重点监控、超常预警、点评等各环节,实现每一件医用耗材的全生命周期可溯源。

第五十五条　医用耗材管理部门应当在医用耗材验收入库时,将有关信息录入信息系统。信息内容至少包括医用耗材的级别、风险类别、注册证类别、医用耗材类别、用途、功能、材质、规格、型号、销售厂商、价格、生产批号、生产日期、消毒灭菌日期等。

第八章　监督管理

第五十六条　医疗机构医用耗材管理应当严格落实医疗卫生领域行风管理有关规定,做到廉洁购用。不得将医用耗材购用情况作为科室、人员经济分配的依据,不得在医用耗材购用工作中牟取不正当经济利益。

对违反行风规定的医疗机构和相关人员,卫生健康行政部门、中医药主管部门应当根据情节轻重,给予相应处罚和处理。

第五十七条　医疗机构应当落实院务公开有关规定,将主要医用耗材纳入主动公开范围,公开品牌品规、供应企业以及价格等有关信息。

第五十八条　医疗机构应当广泛开展行风评议活动,加大对医用耗材管理过程中存在的违反"九不准"规定等行为的查处力度,对问题严重的医疗机构依法追究相关领导责任。

第五十九条　医疗机构应当按照国家有关规定收取医用耗材使用相关费用,不得违规收取国家规定医用耗材收费项目之外的费用。

第六十条　医疗机构和相关人员不得接受与采购医用耗材挂钩的资助,不准违规私自使用未经正规采购程序采购的医用耗材。

第六十一条　医疗机构应当加强本单位信息系统中医用耗材相关统计功能管理,严格统计权限和审批程序。严禁开展商业目的的医用耗材相关信息统计,或为医用耗材营销人员统计提供便利。

第六十二条　医疗机构应当加强对本机构医用耗材的管理工作,定期检查相关制度的落实情况。

第六十三条　县级以上卫生健康行政部门、中医药主管部门应当加强对医疗机构医用耗材管理工作的监督与管理,定期进行监督检查。

第六十四条　卫生健康行政部门、中医药主管部门的工作人员依法对医疗机构医用耗材管理工作进行监督检查时,应当出示证件。被检查的医疗机构应当予以配合,如实反映情况,提供必要的资料,不得拒绝、阻碍、隐瞒。

第六十五条　医疗机构出现下列情形之一的,根据其具体情形及造成后果由县级以上地方卫生健康行政部门、中医药主管部门及相关业务主管部门依法依规予以处理:

(一)违反医疗器械管理有关法律、法规、行政规章制度、诊疗指南和技术操作规范的;

(二)未建立医用耗材管理组织机构,医用耗材管理混乱,造成医疗安全隐患和严重不良后果的;

(三)医用耗材使用不合理、不规范问题严重,造成医疗安全隐患和严重不良后果的;

(四)非医用耗材管理部门擅自从事医用耗材采购、存储管理等工作的;

(五)将医用耗材购销、使用情况作为个人或者部门、科室经济分配依据,或在医用耗材购销、使用中牟取不正当利益的;

(六)违反本办法的其他规定并造成严重后果的。

第九章　附　　则

第六十六条　本规定自2019年9月1日起施行。

第六十七条　军队医疗机构耗材管理工作依照军队卫生主管部门规定执行。

第六十八条　医用耗材临床试验按照相关规定执行。

附录四　新型冠状病毒感染的肺炎防控中常见医用防护用品使用范围指引（试行）

中华人民共和国国家卫生健康委办公厅

2020年1月27日

一、外科口罩：预检分诊、发热门诊及全院诊疗区域应当使用，须正确佩戴。污染或潮湿时随时更换。

二、医用防护口罩：原则上在发热门诊、隔离留观病区（房）、隔离病区（房）和隔离重症监护病区（房）等区域，以及进行采集呼吸道标本、气管插管、气管切开、无创通气、吸痰等可能产生气溶胶的操作时使用。一般4小时更换，污染或潮湿时随时更换。其他区域和在其他区域的诊疗操作，原则上不使用。

三、乳胶检查手套：在预检分诊、发热门诊、隔离留观病区（房）、隔离病区（房）和隔离重症监护病区（房）等区域使用，但须正确穿戴和脱摘，注意及时更换手套。禁止戴手套离开诊疗区域。戴手套不能取代手卫生。

四、速干手消毒剂：医务人员诊疗操作过程中，手部未见明显污染物时使用，全院均应当使用。预检分诊、发热门诊、隔离留观病区（房）、隔离病区（房）和隔离重症监护病区（房）必须配备使用。

五、护目镜：在隔离留观病区（房）、隔离病区（房）和隔离重症监护病区（房）等区域，以及采集呼吸道标本、气管插管、气管切开、无创通气、吸痰等可能出现血液、体液和分泌物等喷溅操作时使用。禁止戴着护目镜离开上述区域。如护目镜为可重复使用的，应当消毒后再复用。其他区域和在其他区域的诊疗操作原则上不使用护目镜。

六、防护面罩/防护面屏：诊疗操作中可能发生血液、体液和分泌物等喷溅时使用。如为可重复使用的，使用后应当消毒方可再用；如为一次性使用的，不得重复使用。护目镜和防护面罩/防护面屏不需要同时使用。禁止戴着防护面罩/防护面屏离开诊疗区域。

七、隔离衣:预检分诊、发热门诊使用普通隔离衣,隔离留观病区(房)、隔离病区(房)和隔离重症监护病区(房)使用防渗一次性隔离衣,其他科室或区域根据是否接触患者使用。一次性隔离衣不得重复使用。如使用可复用的隔离衣,使用后按规定消毒后方可再用。禁止穿着隔离衣离开上述区域。

八、防护服:隔离留观病区(房)、隔离病区(房)和隔离重症监护病区(房)使用。防护服不得重复使用。禁止戴着医用防护口罩和穿着防护服离开上述区域。其他区域和在其他区域的诊疗操作原则上不使用防护服。

其他人员如物业保洁人员、保安人员等需进入相关区域时,按相关区域防护要求使用防护用品,并正确穿戴和脱摘。

附录五 国家卫生健康委办公厅关于加强疫情期间医用防护用品管理工作的通知

中华人民共和国国家卫生健康委办公厅

2020 年 2 月 3 日

各省、自治区、直辖市及新疆生产建设兵团卫生健康委：

为切实做好新型冠状病毒感染的肺炎疫情防控工作,最大限度合理、有效使用医用防护用品,根据《国务院应对新型冠状病毒感染的肺炎疫情联防联控机制物资保障组关于疫情期间防护服生产使用有关问题的通知》(工信明电〔2020〕7号)和有关会议要求,现就加强医疗机构疫情期间医用防护用品管理提出以下要求：

一、 高度重视疫情期间医疗机构医用防护用品管理

当前,我国新型冠状病毒感染的肺炎疫情防治形势严峻,医用防护用品供需矛盾突出。加强医疗机构医用防护用品管理是疫情防治的重中之重,关系到医疗救治工作的顺利开展,关系到打赢疫情防控阻击战,也关系到人民群众身体健康和生命安全。各级卫生健康行政部门和医疗机构务必把思想认识统一到党中央、国务院的决策部署上来,严格按照"坚定信心、同舟共济、科学防治、精准施策"的要求,高度重视医用防护用品的管理,在保障医务人员合理防护需求的基础上,落实管理制度、细化管理措施,做好医用防护用品管理,优化使用,最大限度地有效使用防护物资。

二、 严格落实医用耗材管理规定

医疗机构要按照《医疗机构医用耗材管理办法(试行)》(国卫医发〔2019〕43号)

要求,设立医用耗材管理委员会并切实履行职责,组织专门部门和人员对医用防护用品的全过程进行管理。要指定具体部门作为医用防护用品管理部门,负责遴选、采购、验收、存储、发放等管理工作;接受社会捐赠的医疗机构,还应当配备专人做好相应组织管理工作。各种防护用品的管理要结合岗位实际需要,按照保重点区域、保重点操作、保重点患者尤其是重症和危重症病例的原则,严格落实国家有关临床诊疗、感染防控的规章制度、技术指南及行业标准等,指导本机构内各岗位合理使用防护用品。要组织做好相关培训、宣教工作,加强医务人员对不同种类防护用品的正确认识与合理使用能力。

三、 加强重点医用防护用品的管理

医疗机构要根据《新型冠状病毒感染的肺炎防控中常见医用防护用品使用范围指引(试行)》(国卫办医函〔2020〕75号,以下简称《工作指引》),重点做好医用防护口罩(常被称为"N95口罩",实际两者有一定差别)、防护服、护目镜的合理使用,确保将这些供应紧张的物资用在适用的区域范围,或在执行较高风险操作时使用。

(一)防护服管理

在严格落实标准预防的基础上,强化接触传播、飞沫传播和空气传播的感染防控,正确选择和使用防护服。预检分诊、发热门诊使用普通隔离衣,在隔离留观病区(房)、隔离病区(房)和隔离重症监护病区(房)使用防护服,禁止穿着防护服离开上述区域。其他区域和在其他区域的诊疗操作原则上不使用防护服。

(二)医用防护口罩管理

原则上在发热门诊、隔离留观病区(房)、隔离病区(房)和隔离重症监护病区(房)等区域,以及进行采集呼吸道标本、气管插管、气管切开、无创通气、吸痰等可能产生气溶胶的操作时使用。一般4小时更换,污染或潮湿时随时更换。其他区域和在其他区域的诊疗操作,原则上不使用。

(三)护目镜管理

在隔离留观病区(房)、隔离病区(房)和隔离重症监护病区(房)等区域,以及采集呼吸道标本、气管插管、气管切开、无创通气、吸痰等可能出现血液、体液和分泌物等喷溅操作时使用。禁止戴着护目镜离开上述区域。如护目镜为可重复使用的,应当消毒后再复用。在一次性护目镜供给不足的紧急情况下,经严格消毒后可重复使用。其他区域和在其他区域的诊疗操作原则上不使用护目镜。

四、　合理使用紧急医用物资防护服

疫情防控期间,医用防护服不足时,医疗机构可使用紧急医用物资防护服。紧急医用物资防护服应当符合欧盟医用防护服EN14126标准(其中液体阻隔等级在2级以上)并取得欧盟CE认证,或液体致密型防护服(type3,符合EN14605标准)、喷雾致密型防护服(type4,符合EN14605标准)、防固态颗粒物防护服(type5,符合1SO13982－1&2标准)。紧急医用物资防护服仅用于隔离留观病区(房)、隔离病区(房),不能用于隔离重症监护病区(房)等有严格微生物指标控制的场所。

各医疗机构使用的紧急医用物资防护服应当由国务院应对新型冠状病毒感染的肺炎疫情联防联控机制医疗物资保障组确定的定点生产企业生产。紧急医用物资防护服实行标志标记管理,产品外包装正面应醒目标注产品“仅供应急使用”(红色、楷体二号),产品名称为“紧急医用物资防护服”(红色、黑体二号),产品使用范围为“本产品用于隔离留观病区(房)、隔离病区(房)等,严禁在隔离重症监护病区(房)等有严格微生物指标控制的场所使用”(红色、仿宋三号),以及产品号型规格(分160、165、170、175、180、185六种类型,黑色、楷体三号),产品依据标准编号(黑色、楷体三号)、定点生产企业名称(褐色、楷体三号)等信息。

以上措施属于此次疫情防控的临时应急措施,疫情结束后自行解除。

五、　强调履职担当,严肃追责问责

医疗机构主要负责人是本机构医用防护用品管理的第一责任人,要提高政治站位,亲自部署指挥防护用品的调配,开源节流,做到守土有责、守土担责、守土尽责。要将有限的防护用品安排给确实需要的岗位和人员,杜绝资源浪费。国家卫生健康委将在督导检查、现场指导等各项工作中,重点查看医用防护用品的使用管理情况。

发现未落实《工作指引》要求、不合理使用防护用品、存在随意浪费现象的,要严肃追究直接责任人和医疗机构主要负责人的责任;对于严重影响疫情防控、造成不良后果的,将严厉问责。

附录六　国家卫生健康委办公厅关于进一步加强疫情防控期间医务人员防护工作的通知

中华人民共和国国家卫生健康委办公厅

2020年2月19日

各省、自治区、直辖市及新疆生产建设兵团卫生健康委：

新冠肺炎疫情发生以来，广大医务人员夜以继日奋战在疫情防控最前线，是做好医疗救治、控制疫情蔓延的主力军。近日，部分地区陆续出现医务人员感染新冠病毒的问题，引起了政府部门和社会公众高度关注。为进一步加强疫情防控期间医务人员防护工作，切实保障医务人员身心健康，现将有关要求通知如下：

一、　高度重视医务人员防护工作

做好医务人员防护工作，是预防和减少医务人员感染的关键举措，是维护其身体健康和生命安全的必然要求，是提升战斗力打赢疫情防控阻击战的重要保障。各地要高度重视医务人员防护工作，针对当前防护工作中的短板弱项，加强部门间统筹协调，加强医院管理，落实落细防护要求，用好用足现有政策，最大程度减少医务人员感染，切实维护医务人员健康权益。

二、　严格落实感染防控各项要求

医疗机构要进一步加大感染防控相关规章制度、标准指南的落实力度，全面落实标准预防措施，加强防护，正确选择和佩戴口罩、实施手卫生。针对发热门诊和隔离病区，特别是临时应急启用的诊疗区域，要严格落实《医院隔离技术规范》（WS/

T311—2009)等有关要求。要加大感染控制科专职人员配备力度,专职人员要检查和指导各科室各岗位所有医务人员对感染控制和防护工作的落实情况。要开展全员感染控制培训,不仅针对门急诊预检分诊、发热门诊等高风险部门,还要针对内外科系统、医技科室、职能部门开展培训。必要时可邀请国家级、省级感染控制专家进行现场指导。

三、 指导医务人员科学实施防护

根据诊疗操作的风险程度和《新型冠状病毒感染的肺炎防控中常见医用防护用品使用范围指引(试行)》(国卫办医函〔2020〕75号),指导医务人员正确合理使用防护用品。要充分认识到防护用品若使用不正确、不规范、使用过度和使用不足,均可能增加感染风险。鼓励医疗机构设立防护监督员,在每个潜在污染区、污染区出入口设置检查点并配备1名防护监督员,对医务人员穿脱防护用品情况给予监督、指导和帮助。防护监督员须熟知医用防护用品的使用方法、穿脱流程,知晓发生职业暴露后的处置流程。

四、 落实相关支持保障措施

医疗机构要结合工作强度和岗位特点,合理调配医务人员,科学安排诊疗班次,保持医务人员合理休息,不鼓励带病上岗。加大医用防护用品等相关物资保障,防护物资供应不足时,应当及时向主管部门报告。积极创造条件为医务人员提供喷淋洗浴设施,确保其工作结束后离开隔离病区时能够彻底洗浴,达到卫生通过要求。各级卫生健康行政部门要在当地政府领导下,落实《国务院办公厅转发国家卫生健康委、人力资源社会保障部、财政部关于改善一线医务人员工作条件 切实关心医务人员身心健康若干措施的通知》(国办发〔2020〕4号),做好医务人员的权益保障。

五、 加强医务人员健康监测及感染报告

医疗机构要确定专门部门和人员,每日询问掌握医务人员暴露情况,监测是否有发热、咳嗽等新冠病毒感染的早期症状,以及是否存在皮肤面部和手部皮肤损伤、腹泻等其他可能导致感染的情形。对于有临床症状、有可能感染的,要立即进行病原学检测。实行无惩罚性的感染报告制度,一旦出现医务人员感染,所在医疗机构应当严格落实有关工作要求,立即向当地卫生健康行政部门报告,并按照要求报送新冠肺炎相关诊断信息。要求医务人员强制报告个人健康状况,尽早发现感染隐患。

六、 做好感染医务人员的医疗救治

医疗机构主要负责同志要亲自挂帅,负责本机构医务人员感染的医疗救治工作,并指定专门部门和专门人员负责日常组织管理。医务人员在疫情防控中如发生疑似感染,医疗机构要立即按照新冠肺炎相关诊疗规范,对感染的医务人员进行隔离,开展医疗救治工作。要及时开展有关检验检查,组织院内专家组对病情进行评估会诊,明确诊断并制定具体救治方案。必要时,邀请辖区内或上级专家组进行会诊。要为感染的医务人员创造一切可能的条件,有效开展医疗救治,控制病情发展,对重症、危重症病例要集中优质资源全力救治,最大限度减少病亡数量。

七、 落实医务人员待遇

各级卫生健康行政部门和医疗机构要积极配合相关部门,落实关于疫情防控工作中的医务人员待遇。按照人力资源社会保障、财政等相关部门要求,做好医务人员工资待遇、临时性工作补助、卫生防疫津贴等待遇保障。对于因履行工作职责感染新冠肺炎的医务人员,配合人力资源社会保障部门开通工伤认定绿色通道,使其依法享受工伤保险待遇。对于因履行工作职责感染新冠肺炎以身殉职,符合相应条件的,配合退役军人事务等部门评定(批准)为烈士,落实好抚恤优待政策。

附录七 新型冠状病毒感染的肺炎诊疗方案(试行第七版)

中华人民共和国国家卫生健康委办公厅，国家中医药物管理局办公室

2020年3月3日

2019年12月以来，湖北省武汉市出现了新型冠状病毒肺炎疫情，随着疫情的蔓延，我国其他地区及境外多个国家也相继发现了此类病例。该病作为急性呼吸道传染病已纳入《中华人民共和国传染病防治法》规定的乙类传染病，按甲类传染病管理。通过采取一系列预防控制和医疗救治措施，我国境内疫情上升的势头得到一定程度的遏制，大多数省份疫情缓解，但境外的发病人数呈上升态势。随着对疾病临床表现、病理认识的深入和诊疗经验的积累，为进一步加强对该病的早诊早治，提高治愈率，降低病亡率，最大可能避免医院感染，同时提醒注意境外输入性病例导致的传播和扩散，我们对《新型冠状病毒肺炎诊疗方案(试行第六版)》进行修订，形成了《新型冠状病毒肺炎诊疗方案(试行第七版)》。

一、 病原学特点

新型冠状病毒属于β属的冠状病毒，有包膜，颗粒呈圆形或椭圆形，常为多形性，直径60~140 nm。其基因特征与SARS-CoV和MERS-CoV有明显区别。目前研究显示与蝙蝠SARS样冠状病毒(bat-SL-CoVZC45)同源性达85％以上。体外分离培养时，新型冠状病毒96个小时左右即可在人呼吸道上皮细胞内发现，而在VeroE6和Huh-7细胞系中分离培养需约6天。

对冠状病毒理化特性的认识多来自对SARS-CoV和MERS-CoV的研究。病毒对紫外线和热敏感，56 ℃ 30分钟、乙醚、75％乙醇、含氯消毒剂、过氧乙酸和氯仿等脂溶剂均可有效灭活病毒，氯己定不能有效灭活病毒。

二、　流行病学特点

（一）传染源

目前所见传染源主要是新型冠状病毒感染的患者。无症状感染者也可能成为传染源。

（二）传播途径

经呼吸道飞沫和密切接触传播是主要的传播途径。在相对封闭的环境中长时间暴露于高浓度气溶胶情况下存在经气溶胶传播的可能。由于在粪便及尿中可分离到新型冠状病毒，应注意粪便及尿对环境污染造成气溶胶或接触传播。

（三）易感人群

人群普遍易感。

三、　病理改变

根据目前有限的尸检和穿刺组织病理观察结果总结如下。

（一）肺脏

肺脏呈不同程度的实变。

肺泡腔内见浆液、纤维蛋白性渗出物及透明膜形成；渗出细胞主要为单核和巨噬细胞，易见多核巨细胞。Ⅱ型肺泡上皮细胞显著增生，部分细胞脱落。Ⅱ型肺泡上皮细胞和巨噬细胞内可见包涵体。肺泡隔血管充血、水肿，可见单核和淋巴细胞浸润及血管内透明血栓形成。肺组织灶性出血、坏死，可出现出血性梗死。部分肺泡腔渗出物机化和肺间质纤维化。

肺内支气管黏膜部分上皮脱落，腔内可见黏液及黏液栓形成。少数肺泡过度充气、肺泡隔断裂或囊腔形成。

电镜下支气管黏膜上皮和Ⅱ型肺泡上皮细胞胞质内可见冠状病毒颗粒。免疫组化染色显示部分肺泡上皮和巨噬细胞呈新型冠状病毒抗原阳性,RT-PCR检测新型冠状病毒核酸阳性。

(二) 脾脏、肺门淋巴结和骨髓

脾脏明显缩小。淋巴细胞数量明显减少,灶性出血和坏死,脾脏内巨噬细胞增生并可见吞噬现象;淋巴结淋巴细胞数量较少,可见坏死。免疫组化染色显示脾脏和淋巴结内CD4＋T和CD8＋T细胞均减少。骨髓三系细胞数量减少。

(三) 心脏和血管

心肌细胞可见变性、坏死,间质内可见少数单核细胞、淋巴细胞和(或)中性粒细胞浸润。部分血管内皮脱落、内膜炎症及血栓形成。

(四) 肝脏和胆囊

体积增大,暗红色。肝细胞变性、灶性坏死伴中性粒细胞浸润;肝血窦充血,汇管区见淋巴细胞和单核细胞细胞浸润,微血栓形成。胆囊高度充盈。

(五) 肾脏

肾小球球囊腔内见蛋白性渗出物,肾小管上皮变性、脱落,可见透明管型。间质充血,可见微血栓和灶性纤维化。

(六) 其他器官

脑组织充血、水肿,部分神经元变性。肾上腺见灶性坏死。食管、胃和肠管黏膜上皮不同程度变性、坏死、脱落。

四、 临床特点

（一）临床表现

基于目前的流行病学调查,潜伏期为1~14天,多为3~7天。

以发热、干咳、乏力为主要表现。少数患者伴有鼻塞、流涕、咽痛、肌痛和腹泻等症状。重症患者多在发病一周后出现呼吸困难和/或低氧血症,严重者可快速进展为急性呼吸窘迫综合征、脓毒症休克、难以纠正的代谢性酸中毒和出凝血功能障碍及多器官功能衰竭等。值得注意的是重型、危重型患者病程中可为中低热,甚至无明显发热。

部分儿童及新生儿病例症状可不典型,表现为呕吐、腹泻等消化道症状或仅表现为精神弱、呼吸急促。

轻型患者仅表现为低热、轻微乏力等,无肺炎表现。

从目前收治的病例情况看,多数患者预后良好,少数患者病情危重。老年人和有慢性基础疾病者预后较差。患有新型冠状病毒肺炎的孕产妇临床过程与同龄患者相近。儿童病例症状相对较轻。

（二）实验室检查

1. 一般检查

发病早期外周血白细胞总数正常或减少,可见淋巴细胞计数减少,部分患者可出现肝酶、乳酸脱氢酶(LDH)、肌酶和肌红蛋白增高;部分危重者可见肌钙蛋白增高。多数患者C反应蛋白(CRP)和血沉升高,降钙素原正常。严重者D-二聚体升高,外周血淋巴细胞进行性减少。重型、危重型患者常有炎症因子升高。

2. 病原学及血清学检查

（1）病原学检查:采用RT-PCR和/或NGS方法在鼻咽拭子,痰和其他下呼吸道分泌物、血液、粪便等标本中可检测出新型冠状病毒核酸。检测下呼吸道标本(痰或气道抽取物)更加准确。标本采集后尽快送检。

（2）血清学检查:新型冠状病毒特异性IgM抗体多在发病3~5天后开始出现阳

性,IgG抗体滴度恢复期较急性期有4倍及以上增高。

（三）胸部影像学

早期呈现多发小斑片影及间质改变,以肺外带明显。进而发展为双肺多发磨玻璃影、浸润影,严重者可出现肺实变,胸腔积液少见。

五、 诊断标准

（一）疑似病例

结合下述流行病学史和临床表现综合分析:

1. 流行病学史

（1）发病前14天内有武汉市及周边地区,或其他有病例报告社区的旅行史或居住史;

（2）发病前14天内与新型冠状病毒感染者(核酸检测阳性者)有接触史;

（3）发病前14天内曾接触过来自武汉市及周边地区,或来自有病例报告社区的发热或有呼吸道症状的患者;

（4）聚集性发病(2周内在小范围如家庭、办公室、学校班级等场所,出现2例及以上发热和/或呼吸道症状的病例)。

2. 临床表现

（1）发热和/或呼吸道症状;

（2）具有上述新型冠状病毒肺炎影像学特征;

（3）发病早期白细胞总数正常或降低,淋巴细胞计数正常或减少。

有流行病学史中的任何一条,且符合临床表现中任意2条。无明确流行病学史的,符合临床表现中的3条。

（二）确诊病例

疑似病例同时具备以下病原学或血清学证据之一者:

（1）实时荧光 RT-PCR 检测新型冠状病毒核酸阳性；

（2）病毒基因测序，与已知的新型冠状病毒高度同源；

（3）血清新型冠状病毒特异性 IgM 抗体和 IgG 抗体阳性；血清新型冠状病毒特异性 IgG 抗体由阴性转为阳性或恢复期较急性期 4 倍及以上升高。

六、　临床分型

（一）轻型

临床症状轻微，影像学未见肺炎表现。

（二）普通型

具有发热、呼吸道等症状，影像学可见肺炎表现。

（三）重型

成人符合下列任何一条：

（1）出现气促，$RR \geqslant 30$ 次/分；

（2）静息状态下，指氧饱和度 $\leqslant 93\%$；

（3）动脉血氧分压（PaO_2）/吸氧浓度（FiO_2）$\leqslant 300$ mmHg（1 mmHg＝0.133 kPa）。

高海拔（海拔超过1 000米）地区应根据以下公式对 PaO_2/FiO_2 进行校正：$PaO_2/FiO_2 \times [$大气压（mmHg）$/760]$。

肺部影像学显示24～48小时内病灶明显进展＞50%者按重型管理。

儿童符合下列任何一条：

（1）出现气促（＜2月龄，$RR \geqslant 60$ 次/分；2～12月龄，$RR \geqslant 50$ 次/分；1～5岁，$RR \geqslant 40$ 次/分；＞5岁，$RR \geqslant 30$ 次/分），除去发热和哭闹的影响；

（2）静息状态下，指氧饱和度 $\leqslant 92\%$；

（3）辅助呼吸（呻吟、鼻翼扇动、三凹征），发绀，间歇性呼吸暂停；

（4）出现嗜睡、惊厥；

（5）拒食或喂养困难,有脱水征。

（四）危重型

符合以下情况之一者:

（1）出现呼吸衰竭,且需要机械通气;

（2）出现休克;

（3）合并其他器官功能衰竭需ICU监护治疗。

七、 重型、危重型临床预警指标

（一）成人

（1）外周血淋巴细胞进行性下降;

（2）外周血炎症因子如IL-6、C反应蛋白进行性上升;

（3）乳酸进行性升高;

（4）肺内病变在短期内迅速进展。

（二）儿童

（1）呼吸频率增快;

（2）精神反应差、嗜睡;

（3）乳酸进行性升高;

（4）影像学显示双侧或多肺叶浸润、胸腔积液或短期内病变快速进展;

（5）3月龄以下的婴儿或有基础疾病(先天性心脏病、支气管肺发育不良、呼吸道畸形、异常血红蛋白、重度营养不良等),有免疫缺陷或低下(长期使用免疫抑制剂)。

八、 鉴别诊断

（1）新型冠状病毒感染轻型表现需与其他病毒引起的上呼吸道感染相鉴别。

（2）新型冠状病毒肺炎主要与流感病毒、腺病毒、呼吸道合胞病毒等其他已知病毒性肺炎及肺炎支原体感染鉴别，尤其是对疑似病例要尽可能采取包括快速抗原检测和多重PCR核酸检测等方法，对常见呼吸道病原体进行检测。

（3）还要与非感染性疾病，如血管炎、皮肌炎和机化性肺炎等鉴别。

九、　病例的发现与报告

各级各类医疗机构的医务人员发现符合病例定义的疑似病例后，应当立即进行单人间隔离治疗，院内专家会诊或主诊医师会诊，若仍考虑疑似病例，在2小时内进行网络直报，并采集标本进行新型冠状病毒核酸检测，同时在确保转运安全前提下立即将疑似病例转运至定点医院。与新型冠状病毒感染者有密切接触的患者，即便常见呼吸道病原检测阳性，也建议及时进行新型冠状病毒病原学检测。

疑似病例连续两次新型冠状病毒核酸检测阴性（采样时间至少间隔24小时）且发病7天后新型冠状病毒特异性抗体IgM和IgG仍为阴性可排除疑似病例诊断。

十、　治疗

（一）根据病情确定治疗场所

（1）疑似及确诊病例应在具备有效隔离条件和防护条件的定点医院隔离治疗，疑似病例应单人单间隔离治疗，确诊病例可多人收治在同一病室。

（2）危重型病例应当尽早收入ICU治疗。

（二）一般治疗

（1）卧床休息，加强支持治疗，保证充分热量；注意水、电解质平衡，维持内环境稳定；密切监测生命体征、指氧饱和度等。

（2）根据病情监测血常规、尿常规、CRP、生化指标（肝酶、心肌酶、肾功能等）、凝血功能、动脉血气分析、胸部影像学等。有条件者可行细胞因子检测。

（3）及时给予有效氧疗措施，包括鼻导管、面罩给氧和经鼻高流量氧疗。有条件的可采用氢氧混合吸入气（H_2/O_2:66.6%/33.3%）治疗。

（4）抗病毒治疗：可试用α-干扰素（成人每次500万U或相当剂量，加入灭菌注射用水2 mL，每日2次雾化吸入）、洛匹那韦/利托那韦（成人200 mg/50 mg每粒，每次2粒，每日2次，疗程不超过10天）、利巴韦林（建议与干扰素或洛匹那韦/利托那韦联合应用，成人500 mg/次，每日2至3次静脉输注，疗程不超过10天）、磷酸氯喹（18～65岁成人。体重大于50千克者，每次500 mg、每日2次，疗程7天；体重小于50千克者，第一、二天每次500 mg、每日2次，第三至第七天每次500 mg、每日1次）、阿比多尔（成人200 mg、每日3次，疗程不超过10天）。要注意上述药物的不良反应、禁忌证（如患有心脏疾病者禁用氯喹）以及与其他药物的相互作用等问题。在临床应用中进一步评价目前所试用药物的疗效。不建议同时应用3种及以上抗病毒药物，出现不可耐受的毒副作用时应停止使用相关药物。对孕产妇患者的治疗应考虑妊娠周数，尽可能选择对胎儿影响较小的药物，以及是否终止妊娠后再进行治疗等问题，并知情告知。

（5）抗菌药物治疗：避免盲目或不恰当使用抗菌药物，尤其是联合使用广谱抗菌药物。

（三）重型、危重型病例的治疗

1. 治疗原则

在对症治疗的基础上，积极防治并发症，治疗基础疾病，预防继发感染，及时进行器官功能支持。

2. 呼吸支持

（1）氧疗：重型患者应当接受鼻导管或面罩吸氧，并及时评估呼吸窘迫和/或低氧血症是否缓解。

（2）高流量鼻导管氧疗或无创机械通气：当患者接受标准氧疗后呼吸窘迫和/或低氧血症无法缓解时，可考虑使用高流量鼻导管氧疗或无创通气。若短时间（1～2小时）内病情无改善甚至恶化，应当及时进行气管插管和有创机械通气。

（3）有创机械通气：采用肺保护性通气策略，即小潮气量（6～8 mL/kg理想体重）和低水平气道平台压力（≤30 cmH_2O）进行机械通气，以减少呼吸机相关肺损伤。在保证气道平台压≤35 cmH₂O时,可适当采用高PEEP,保持气道温化湿化,避免长时间镇静,早期唤醒患者并进行肺康复治疗。较多患者存在人机不同步,应当及时使用镇静以及肌松剂。根据气道分泌物情况,选择密闭式吸痰,必要时行支气管镜检查采取相应治疗。

(4) 挽救治疗:对于严重ARDS患者,建议进行肺复张。在人力资源充足的情况下,每天应当进行12小时以上的俯卧位通气。俯卧位机械通气效不佳者,如条件允许,应当尽快考虑体外膜肺氧合(ECMO)。其相关指征:① 在FiO₂>90%时,氧合指数<80 mmHg,持续3~4小时以上;② 气道平台压≥35 cmH₂O。单纯呼吸衰竭患者,首选VV-ECMO模式;若需要循环支持,则选用VA-ECMO模式。在基础疾病得以控制,心肺功能有恢复迹象时,可开始撤机试验。

3. 循环支持

在充分液体复苏的基础上,改善微循环,使用血管活性药物,密切监测患者血压、心率和尿量的变化,以及动脉血气分析中乳酸和碱剩余,必要时进行无创或有创血流动力学监测,如超声多普勒法、超声心动图、有创血压或持续心排血量(PiCCO)监测。在救治过程中,注意液体平衡策略,避免过量和不足。

如果发现患者心率突发增加大于基础值的20%或血压下降大于基础值20%以上时,若伴有皮肤灌注不良和尿量减少等表现时,应密切观察患者是否存在脓毒症休克、消化道出血或心功能衰竭等情况。

4. 肾功能衰竭和肾替代治疗

危重症患者的肾功能损伤应积极寻找导致肾功能损伤的原因,如低灌注和药物等因素。对于肾功能衰竭患者的治疗应注重体液平衡、酸碱平衡和电解质平衡,在营养支持治疗方面应注意氮平衡、热量和微量元素等补充。重症患者可选择连续性肾替代治疗(continuous renal replacement therapy,CRRT)。其指征包括:① 高钾血症;② 酸中毒;③ 肺水肿或水负荷过重;④ 多器官功能不全时的液体管理。

5. 康复者血浆治疗

适用于病情进展较快、重型和危重型患者。用法用量参考《新冠肺炎康复者恢复期血浆临床治疗方案(试行第二版)》。

6. 血液净化治疗

血液净化系统包括血浆置换、吸附、灌流、血液/血浆滤过等,能清除炎症因子,阻断"细胞因子风暴",从而减轻炎症反应对机体的损伤,可用于重型、危重型患者细胞因子风暴早中期的救治。

7. 免疫治疗

对于双肺广泛病变者及重型患者,且实验室检测IL-6水平升高者,可试用托珠单抗治疗。首次剂量为4～8 mg/kg,推荐剂量为400 mg、0.9％生理盐水稀释至100 mL,输注时间大于1小时;首次用药疗效不佳者,可在12小时后追加应用一次(剂量同前),累计给药次数最多为2次,单次最大剂量不超过800 mg。注意过敏反应,有结核等活动性感染者禁用。

8. 其他治疗措施

对于氧合指标进行性恶化、影像学进展迅速、机体炎症反应过度激活状态的患者,酌情短期内(3～5日)使用糖皮质激素,建议剂量不超过相当于甲泼尼龙1～2 mg/(kg·日),应当注意较大剂量糖皮质激素由于免疫抑制作用,会延缓对冠状病毒的清除;可静脉给予血必净100 mL/次,每日2次治疗;可使用肠道微生态调节剂,维持肠道微生态平衡,预防继发细菌感染。

儿童重型、危重型病例可酌情考虑给予静脉滴注丙种球蛋白。

患有重型或危重型新型冠状病毒肺炎的孕妇应积极终止妊娠,剖宫产为首选。

患者常存在焦虑恐惧情绪,应当加强心理疏导。

(四)中医治疗

本病属于中医"疫"病范畴,病因为感受"疫戾"之气,各地可根据病情、当地气候特点以及不同体质等情况,参照下列方案进行辨证论治。涉及超药典剂量,应当在医师指导下使用。

1. 医学观察期

临床表现1:乏力伴胃肠不适。

推荐中成药:藿香正气胶囊(丸、水、口服液)。

临床表现2:乏力伴发热。

推荐中成药：金花清感颗粒、连花清瘟胶囊（颗粒）、疏风解毒胶囊（颗粒）。

2. 临床治疗期（确诊病例）

（1）清肺排毒汤。

适用范围：结合多地医生临床观察，适用于轻型、普通型、重型患者，在危重型患者救治中可结合患者实际情况合理使用。

基础方剂：麻黄9 g、炙甘草6 g、杏仁9 g、生石膏15～30 g（先煎）、桂枝9 g、泽泻9 g、猪苓9 g、白术9 g、茯苓15 g、柴胡16 g、黄芩6 g、姜半夏9 g、生姜9 g、紫菀9 g、冬花9 g、射干9 g、细辛6 g、山药12 g、枳实6 g、陈皮6 g、藿香9 g。

服法：传统中药饮片，水煎服。每天一副，早晚各一次（饭后40分钟），温服，3副一个疗程。

如有条件，每次服完药可加服大米汤半碗，舌干津液亏虚者可多服至一碗（注：如患者不发热则生石膏的用量要小，发热或壮热可加大生石膏用量）。若症状好转而未痊愈则服用第二个疗程，若患者有特殊情况或其他基础病，第二疗程可以根据实际情况修改处方，症状消失则停药。

处方来源：国家卫生健康委办公厅、国家中医药管理局办公室《关于推荐在中西医结合救治新型冠状病毒感染的肺炎中使用"清肺排毒汤"的通知》（国中医药办医政函〔2020〕22号）。

（2）轻型。

① 寒湿郁肺证。

临床表现：发热，乏力，周身酸痛，咳嗽，咯痰，胸紧憋气，纳呆，恶心，呕吐，大便粘腻不爽。舌质淡胖齿痕或淡红，苔白厚腐腻或白腻，脉濡或滑。

推荐处方：生麻黄6 g、生石膏15 g、杏仁9 g、羌活15 g、葶苈子15 g、贯众9 g、地龙15 g、徐长卿15 g、藿香15 g、佩兰9 g、苍术15 g、云苓45 g、生白术30 g、焦三仙各9 g、厚朴15 g、焦槟榔9 g、煨草果9 g、生姜15 g。

服法：每日1剂，水煎600 mL，分3次服用，早中晚各1次，饭前服用。

② 湿热蕴肺证。

临床表现：低热或不发热，微恶寒，乏力，头身困重，肌肉酸痛，干咳痰少，咽痛，口干不欲多饮，或伴有胸闷脘痞，无汗或汗出不畅，或见呕恶纳呆，便溏或大便黏滞不爽。舌淡红，苔白厚腻或薄黄，脉滑数或濡。

推荐处方:槟榔10 g、草果10 g、厚朴10 g、知母10 g、黄芩10 g、柴胡10 g、赤芍10 g、连翘15 g、青蒿10 g(后下)、苍术10 g、大青叶10 g、生甘草5 g。

服法:每日1剂,水煎400 mL,分2次服用,早晚各1次。

(3) 普通型。

① 湿毒郁肺证。

临床表现:发热,咳嗽痰少,或有黄痰,憋闷气促,腹胀,便秘不畅。舌质暗红,舌体胖,苔黄腻或黄燥,脉滑数或弦滑。

推荐处方:生麻黄6 g、苦杏仁15 g、生石膏30 g、生薏苡仁30 g、茅苍术10 g、广藿香15 g、青蒿草12 g、虎杖20 g、马鞭草30 g、干芦根30 g、葶苈子15 g、化橘红15 g、生甘草10 g。

服法:每日1剂,水煎400 mL,分2次服用,早晚各1次。

② 寒湿阻肺证。

临床表现:低热,身热不扬,或未热,干咳,少痰,倦怠乏力,胸闷,脘痞,或呕恶,便溏。舌质淡或淡红,苔白或白腻,脉濡。

推荐处方:苍术15 g、陈皮10 g、厚朴10 g、藿香10 g、草果6 g、生麻黄6 g、羌活10 g、生姜10 g、槟榔10 g。

服法:每日1剂,水煎400 mL,分2次服用,早晚各1次。

(4) 重型。

① 疫毒闭肺证。

临床表现:发热面红,咳嗽,痰黄粘少,或痰中带血,喘憋气促,疲乏倦怠,口干苦粘,恶心不食,大便不畅,小便短赤。舌红,苔黄腻,脉滑数。

推荐处方:化湿败毒方

基础方剂:生麻黄6 g、杏仁9 g、生石膏15 g、甘草3 g、藿香10 g(后下)、厚朴10 g、苍术15 g、草果10 g、法半夏9 g、茯苓15 g、生大黄5 g(后下)、生黄芪10 g、葶苈子10 g、赤芍10 g。

服法:每日1~2剂,水煎服,每次100~200 mL,一日2~4次,口服或鼻饲。

② 气营两燔证。

临床表现:大热烦渴,喘憋气促,谵语神昏,视物错瞀,或发斑疹,或吐血、衄血,或四肢抽搐。舌绛少苔或无苔,脉沉细数,或浮大而数。

推荐处方:生石膏30~60 g(先煎)、知母30 g、生地30~60 g、水牛角30 g(先煎）、赤芍30 g、玄参30 g、连翘15 g、丹皮15 g、黄连6 g、竹叶12 g、葶苈子15 g、生甘草6 g。

服法：每日1剂，水煎服，先煎石膏、水牛角后下诸药，每次100～200 mL，每日2～4次，口服或鼻饲。

推荐中成药：喜炎平注射液、血必净注射液、热毒宁注射液、痰热清注射液、醒脑静注射液。功效相近的药物根据个体情况可选择一种，也可根据临床症状联合使用两种。中药注射剂可与中药汤剂联合使用。

（5）危重型：内闭外脱证。

临床表现：呼吸困难、动辄气喘或需要机械通气，伴神昏，烦躁，汗出肢冷，舌质紫暗，苔厚腻或燥，脉浮大无根。

推荐处方：人参15 g、黑顺片10 g（先煎）、山茱萸15 g，送服苏合香丸或安宫牛黄丸。

出现机械通气伴腹胀便秘或大便不畅者，可用生大黄5～10 g。出现人机不同步情况，在使用镇静和肌松剂的情况下，可用生大黄5～10 g和芒硝5～10 g。

推荐中成药：血必净注射液、热毒宁注射液、痰热清注射液、醒脑静注射液、参附注射液、生脉注射液、参麦注射液。功效相近的药物根据个体情况可选择一种，也可根据临床症状联合使用两种。中药注射剂可与中药汤剂联合使用。

注：重型和危重型中药注射剂推荐用法。

中药注射剂的使用遵照药品说明书从小剂量开始、逐步辨证调整的原则，推荐用法如下：

病毒感染或合并轻度细菌感染：0.9％氯化钠注射液250 mL加喜炎平注射液100 mg bid，或0.9％氯化钠注射液250 mL加热毒宁注射液20 mL，或0.9％氯化钠注射液250 mL加痰热清注射液40 mL bid。

高热伴意识障碍：0.9％氯化钠注射液250 mL加醒脑静注射液20 mL bid。

全身炎症反应综合征或/和多脏器功能衰竭：0.9％氯化钠注射液250 mL加血必净注射液100 mL bid。

免疫抑制：葡萄糖注射液250 mL加参麦注射液100 mL或生脉注射液20～60 mL bid。

（6）恢复期。

① 肺脾气虚证。

临床表现：气短，倦怠乏力，纳差呕恶，痞满，大便无力，便溏不爽。舌淡胖，苔白腻。

推荐处方：法半夏9 g、陈皮10 g、党参15 g、炙黄芪30 g、炒白术10 g、茯苓15 g、藿香10 g、砂仁6 g(后下)、甘草6 g。

服法：每日1剂，水煎400 mL，分2次服用，早晚各1次。

② 气阴两虚证。

临床表现：乏力，气短，口干，口渴，心悸，汗多，纳差，低热或不热，干咳少痰。舌干少津，脉细或虚无力。

推荐处方：南北沙参各10 g、麦冬15 g、西洋参6 g，五味子6 g、生石膏15 g、淡竹叶10 g、桑叶10 g、芦根15 g、丹参15 g、生甘草6 g。

服法：每日1剂，水煎400 mL，分2次服用，早晚各1次。

十一、 出院标准和出院后注意事项

（一）出院标准

（1）体温恢复正常3天以上；

（2）呼吸道症状明显好转；

（3）肺部影像学显示急性渗出性病变明显改善；

（4）连续两次痰、鼻咽拭子等呼吸道标本核酸检测阴性（采样时间至少间隔24小时）。

满足以上条件者可出院。

（二）出院后注意事项

（1）定点医院要做好与患者居住地基层医疗机构间的联系，共享病历资料，及时将出院患者信息推送至患者辖区或居住地居委会和基层医疗卫生机构。

（2）患者出院后，建议应继续进行14天的隔离管理和健康状况监测，佩戴口罩，有条件的居住在通风良好的单人房间，减少与家人的近距离密切接触，分餐饮食，做好手卫生，避免外出活动。

（3）建议在出院后第2周和第4周到医院随访、复诊。

十二、　转运原则

按照国家卫生健康委印发的《新型冠状病毒感染的肺炎病例转运工作方案(试行)》执行。

十三、　医疗机构内感染预防与控制

严格按照国家卫生健康委《医疗机构内新型冠状病毒感染预防与控制技术指南(第一版)》《新型冠状病毒感染的肺炎防护中常见医用防护用品使用范围指引(试行)》的要求执行。

参 考 文 献

[1] 张晓玲.突发公共卫生事件的应对及管理[M].成都：四川大学出版社，2017.

[2] 泰和泰律师事务所政府和公共事务法律中心.依法防控疫情突发公共卫生事件政府公共管理法律适用手册[M].武汉：华中科技大学出版社，2020.

[3] 张永领.应急物资储备与评估[M].北京：中国科学技术出版社，2015.

[4] 刘剑君.卫生应急物资保障[M].北京：人民卫生出版社，2013.

[5] 纪霞.谈应急物流与应急物资保障体系构建[J].商业时代，2010(21)：42-43.

[6] 吕冬艳.我国突发公共卫生事件应急管理现状及应对策略[J].社区医学杂志，2016，14(24)：65-69.

[7] 孙梅,吴丹,施建华,等.我国突发公共卫生事件应急处置政策变迁：2003—2013年[J].中国卫生政策研究，2014，7(7)：24-29.

[8] 耿雯倩,万文,江一峰.突发公共卫生事件应急保障实践经验探讨[J].中国卫生质量管理，2018，25(5)：4-6.

[9] 王晓菲,郝艳华,吴群红,等.卫生机构突发公共卫生事件风险沟通现状分析[J].中国卫生事业管理，2018，35(11)：827-829，851.

[10] 诚然,韩锋.政府突发公共卫生事件应急管理机制探析[J].中国卫生资源，2014，17(5)：377-379.

[11] 柴光军.突发公共卫生事件的特点、防控对策和措施[J].解放军预防医学杂志，2013，31(5)：385-387.

[12] 王海军,王婧,杜丽敬.应急物资筹集与调配[M].北京：科学出版社，2014.

[13] 于瑛英.应急管理的准备过程研究[M].石家庄：河北科学技术出版社，2014.

[14] 吴群红,杨维中.卫生应急管理[M].北京：人民卫生出版社，2013.

[15] 谭琳琳,郝向阳.医院突发公共卫生事件应急管理现状及策略分析[J].智慧健康

2018,4(4)23-25.

[16] 沙磊.铁路"平战结合"模式应急物资采购管理研究[J].铁路采购与物流2019,14(12):83-85.

[17] 刘乃娟.应急物资采购的供应商选择研究[D].北京:北京交通大学,2011.

[18] 邸耀敏.中国社会捐赠的规制研究[M].北京:海洋出版社,2012.

[19] 刘同柱.医用耗材SPD管理模式研究[M].合肥:中国科学技术大学出版社,2020.

[20] 中华人民共和国国务院.医疗器械监督管理条例(国务院令第650号)[Z].2014.

[21] 中华人民共和国卫生部.医疗器械临床使用安全管理规范(试行)(卫医管发〔2010〕4号)[Z].2010.

[22] 中华人民共和国卫生部.医疗卫生机构医学装备管理办法(卫规财发〔2011〕24号)[Z].2011.

[23] 中华人民共和国国家卫生计生委,国家中医药管理局.卫生计生单位接受公益事业捐赠管理办法(试行)(国卫财务发〔2015〕77号)[Z].2015.

[24] 中华人民共和国国家卫生计生委.关于印发加强卫生应急工作规范化建设指导意见的通知(国卫应急发〔2016〕68号)[Z].2016.

[25] 中华人民共和国国家卫生计生委.突发事件卫生应急预案管理办法(国卫应急发〔2017〕36号)[Z].2017.

[26] 中华人民共和国国家卫生健康委,国家中医药局.医疗机构医用耗材管理办法(试行)(国卫医发〔2019〕43号)[Z].2019.

[27] 中华人民共和国国家卫生健康委办公厅.新型冠状病毒感染的肺炎防控中常见医用防护用品使用范围指引(试行)(国卫办医函〔2020〕75号)[Z].2020.

[28] 中华人民共和国国家卫生健康委办公厅.关于加强疫情期间医用防护用品管理工作的通知(国卫办医函〔2020〕98号)[Z].2020.

[29] 中华人民共和国国家卫生健康委办公厅.关于进一步加强疫情防控期间医务人员防护工作的通知(国卫办医函〔2020〕146号)[Z].2020.

[30] 中华人民共和国国家卫生健康委办公厅,国家中医药管理局办公室.新型冠状病毒感染的肺炎诊疗方案(试行第七版)(国卫办医函〔2020〕184号)[Z].2020.

第一章 概述

重大传染病疫情

突发事件：突然发生、造成或者可能造成严重社会危害，需要采取应急处置措施予以应对的自然灾害、事故灾难、公共卫生事件和社会安全事件

重大传染病疫情：某种传染病在短时间内发生，波及范围广，出现大量的病人或死亡病例，其发病率远远超过常年的发病水平

应急物资

应急物资：防灾、救灾、恢复等阶段所需要的各种物资

医疗机构应急物资：医疗机构应对各种突发事件时，在处置过程中所需要的物资

应急物资保障

应急物资保障，在面对突发事件发生时，通过快速识别和动态确定危机级别，以应急物资的调配为主体，进行有效计划、组织、领导、控制，以追求时间效益最大化和损失最小化的一种特殊需求的物资保障活动

医疗机构应急物资保障，以保障医疗机构应急物资及时到位、统一调配、有效使用为目的的保障活动，主要针对重大传染病疫情等可能危及公众安全或健康的突发事件

第二章 应急物资准备管理

应急物资准备

应急准备特点：前瞻性、时效性、多样性、可操作性、动态性

应急准备基本原则：预防为主、需求评估、动态调整

应急预案管理

物资保障应急预案制定

物资保障应急演练

应急物资储备

筹备建库：院内设库、院外备货

完善目录：建立目录、明确品种规模

合理调用：按需调用、账目明晰、动态平衡

储备管理：定期检查、加强监管、调整更新、协作调配

第三章 应急物资采购与紧急筹措

供求分析

需求分析：明确应急物资需求品目和数量，分析需求影响因素，掌握需求量变化趋势

供应分析：企业生产力情况、市场存量情况、物流供应周期情况、医疗机构存量情况

供求分析：选取分析指标，确定筹措方式

紧急采购

建立紧急采购机制：明确职责分工、简化审批程序、健全内控机制

紧急采购过程：搜集供货渠道、构建采购关系、采购关系的转变与终止

风险防范与监督：防范价格虚高、欺诈，做好信息记录、追溯及公开，强化审计及纪检监督职能

政府调拨

政府物资来源：动用储备、市场购买、社会征用

接收流程：需求上报→实物接收→验收入库→接收确认

管理要求：专人专账、专物专用、分配合理

社会捐赠

捐赠分类

按捐赠主体分：慈善组织捐赠、企事业单位捐赠、团体捐赠、个人捐赠

按捐赠意向分：定向捐赠、非定向捐赠

按采购渠道分：国内采购捐赠、国际采购捐赠

公告撰写及发布

接受捐赠：捐赠对接与确认、接受与登记、捐赠物资交接

监督与公示：完善内部机制、督促信息公开、强化监督检查

第四章 应急物资验收与评估

应急物资验收

验收要求：信息准确、信息全面、登记及时

验收流程

在用应急物资的验收，遵循医疗机构常规验收制度

其他应急物资的验收：物资来源确认→物资接收清点→价值评估→电子单登记→验收登记→适用评估→分类入库

应急物资价值评估

评估原则：准确性、公开性

评估方法：捐赠方出具相关凭证、参考同类产品价值、参考政府采购信息及市场行情

评估流程：接收清点→评估信息收集→评估价值核验→签字确认

应急物资适用评估

评估原则：安全性、科学性、客观性

评估方法：质量标准比对法、专家经验评估法、现场实验论证法

评估流程：质量标准比对→专家现场鉴定→适用科室论证→评估结果应用

本

第八章 应急物资保障能力评价及改进

- 组织协调能力评价及改进
  - 健全应急物资准备制度，完善应急预案
  - 健全应急物资保障体系，强化应急统筹
- 物资管理能力评价及改进
  - 科学分析物资需求
  - 多渠道筹措应急物资
  - 合理安排物资发放
- 信息管理能力评价及改进
  - 加强信息技术管理
  - 完善信息资源管理

第七章 信息公开与监督

- 信息公开
  - 公开原则：及时、准确、持续、透明
  - 公开机制：建立信息日报、周报制度，做好应急物资信息报告和发布工作
  - 公开渠道：院内公开——建立内部工作群、召开每日疫情防控例会、召开医疗机构办公例会
    院外公开——实行物资接收、发放、使用等流程的信息公开
  - 公开内容：社会捐赠物资信息、应急物资汇总信息
- 信息监督
  - 内部监督：双向确认、多重监督、审计及纪检监察
  - 外部监督：对外信息公开，接受社会各界监督

第六章 应急物资配送与优化

- 应急物资发放计划
  - 发放原则：分级分区，科学规范，及时到位，避免恐慌；
    结合库存，总量控制，以岗定量，精准发放
  - 制定物资使用标准：实行分级分区防护
  - 核定科室发放原则：计划编制周期、需求计划申报、需求计划审核
- 应急物资配送模式设计
  - 传统配送模式：以科室请领为主
  - 加工补货模式
    - 应急物资加工：应急包加工、定数包加工
    - 应急物资出库：系统出库、院内主动推送
    - 配送路径设计：隔离病区（房）、隔离重症监护病区（房）配送路径设计、
      普通病房配送
    - 配送防护措施：配送人员防护，配送工具清洁、消毒
- 应急物资复检与召回
  - 科室复检：对产品质量、防护效果及功能进行复检
  - 复检流程：物资入库→某品牌规格物资消耗完→启用另一品牌物资→系统生成复检提醒→提交复检意见
    →汇总复检意见→判断（合格率等于100%继续使用，小于100%须再次鉴定）
  - 物资召回
    - 一般性治疗科室：发出产品召回通知书→停止召回物资发放并集中存放
      →进行物资回收并补充替换物资
    - 发热病房、重症、呼吸等高风险科室：召回物资停止发放，原地封存，
      补充替换物资，确保人员防护
- 应急物资配送服务优化
  - 配送服务质量调研
    - 调研目标：充分掌握科室应急物资使用及存储的实际情况
    - 调研方式：建立调研群组，发布调查问卷
    - 调研维度：物资配送情况、科室物资储备情况、科室物资发放情况
  - 配送服务优化：配送量及配送频次优化、配送模式优化——分包加工、共享调配

第五章 应急物资存储管理

- 应急物资库房规划
  - 库内空间分区、物资分类管理、专属库位管理、作业流程设计
- 应急物资入库
  - 入库原则：集中作业、保持顺畅、路径设置、人员安排、信息化建设
  - 入库流程
    - 自购应急物资：物资配送→系统赋码→扫码验收→扫码入库
    - 社会捐赠物资：到货→清点物资、捐赠登记→价值评估→交接验收→适用性评估→系统入库
    - 政府调拨物资：到货→物资验收→适用评估→系统入库
- 应急物资盘点
  - 盘点内容：品种、数量、规格、批号、有效期等物资明细
  - 盘点方法：全面盘点、重点盘点
  - 盘点过程：按物资名称查询进行物资汇总、按物资来源查询追溯单笔物资
  - 盘点分析：按物资类别分析、按物资来源分析、按时间分析

点